DIMAGRIRE
Gruppo sanguigno 0

Velocemente senza dieta o digiuno.
L'alternativa alla Chetogenica per
eliminare la pancia.

CONTIENE 3 libri:
Dieta gruppo sanguigno 0
Dieta per Dimagrire gruppo 0 Cistite

LETIZIA WEIGER

Questo libro contiene le opinioni e le idee del
suo autore. È esclusivamente a scopo
informativo e educativo e non deve essere
considerato un sostituto per il trattamento
medico professionale. La natura delle condizioni
di salute del tuo corpo è complessa e unica.
Pertanto, dovresti consultare un professionista
della salute prima di iniziare qualsiasi nuovo
programma di allenamento, alimentazione o
integrazione o se hai domande sulla tua salute.
Le informazioni contenute in questo libro e il
suo contenuto non è progettato per sostituire o
prendere il posto di qualsiasi forma di
consulenza medica o professionale e non
sostituisce la necessità di consulenza o di servizi
medici, finanziari, legali o di altro tipo
indipendenti, come può essere richiesto. Il
contenuto e le informazioni in questo libro sono
stati forniti solo a scopo educativo e di
intrattenimento.

INDICE

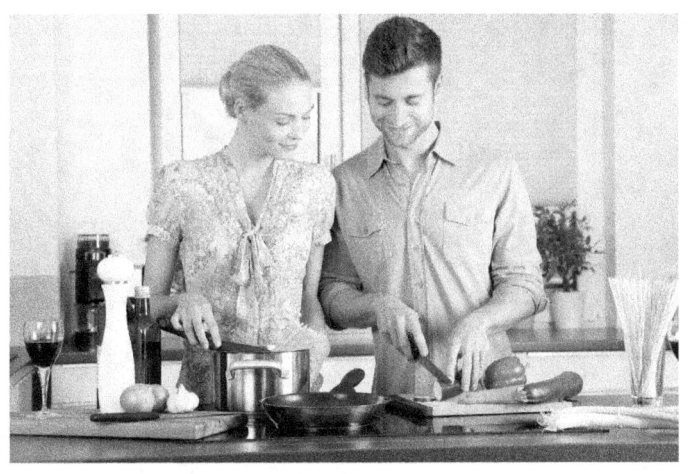

Questo libro propone consigli per una alimentazione in base al proprio gruppo sanguigno.
Non intende sostituirsi all'opera del medico o dello specialista, qualora essa sia necessaria.

INTRODUZIONE

Ogni individuo è geneticamente diverso l'uno dall'altro: alcuni sembra riescano meglio a mantenersi in forma, snelli, scattanti e in salute mentre altri faticano persino ad alzarsi dal letto al mattino con una dose accettabile di energia.

Tuttavia, almeno finchè in nostro DNA non verrà decodificato in maniera completa, il gruppo sanguigno resta uno dei marcatori genetici più conosciuto e studiato al mondo, ed è ormai certo che gli alimenti di cui ci nutriamo, interagiscono con il nostro sangue in maniera diversa in base, appunto, alla tipologia di gruppo di appartenenza.

Molte persone hanno sperimentato i benefici legati alla scelta degli alimenti in rapporto al proprio gruppo del sangue; benefici che non si esauriscono solo nell'ambito del benessere fisico, ma si prolungano anche in campo psicologico.

In effetti, proprio come affermava il poeta e retore romano Giovenale: "Mens sana in corpore sano", se nel nostro organismo tutto funziona a dovere, e il "carburante" che tutti giorni utilizziamo per farlo lavorare è il migliore e il più adatto alle sue necessità, anche le funzioni psichiche ne giovano al 100%.

Dunque il segreto per dimagrire non è più un segreto se si tiene conto di questo fattore.

Scegliere gli alimenti più adatti al proprio gruppo sanguigno, imparare a combinarli correttamente tra di loro, aiuta a perdere peso senza fatica e senza digiuni, aumenta il benessere e riduce il rischio di contrarre vari tipi di malattie, dalle più serie a quelle più fastidiose come cefalee, cattiva digestione, pancia gonfia e alito cattivo.

Per cui addentriamoci in questo fantastico viaggio alla scoperta di noi stessi e della nostra natura.

Letizia Weiger

DIETA GRUPPO SANGUIGNO 0

CAP 1 CARATTERISTICHE SPECIFICHE DEL GRUPPO SANGUIGNO 0 "IL CACCIATORE"

LA SUA PERSONALITÀ, I SUOI PUNTI FORTI E I SUOI PUNTI DEBOLI; GLI SPORT E L'ATTIVITÀ FISICA PIÙ ADATTI PER COMBATTERE LO STRESS, LE MALATTIE E RESTARE IN FORMA SENZA FATICA

Questo gruppo sanguigno è quello apparso per primo nella storia dell'uomo: è il gruppo dei nostri antenati situati in Africa che erano cacciatori e raccoglitori di radici e bacche. La loro alimentazione si basava sul consumo di pesce, carne e di tutto ciò che era possibile ricavare spontaneamente in natura anche se con fatica. Ed in effetti lo sforzo costante ed intenso di procacciare cibo li predispongono ad una attività fisica breve ed intensa, come arti marziali, ciclismo ed in generale gli sport di squadra come anche tutte le attività svolte all'aria aperta che riducono notevolmente lo stress: loro lo reggono molto meglio degli altri gruppi sanguigni, anche sul lavoro, tuttavia una volta passata l'emergenza recuperano lentamente uno stato di generale equilibrio.

Hanno un sistema immunitario e metabolico molto attivo, soprattutto se prediligono una dieta iper proteica con un bilanciamento necessario grazie al consumo di una buona percentuale di verdure.

Al contrario, considerando le sue origini,

il gruppo 0, non tollera bene un grande e continuativo consumo di cereali, soprattutto quelli con il glutine, che tendono a gonfiarlo, accumulando nel suo organismo, tossine e grasso in eccesso.

La regola principale per gli appartenenti a questa categoria è quella di evitare pasti sovrabbondanti dimenticando di masticare bene il cibo, rendendo così più faticosa la digestione; a questo proposito, un accorgimento intelligente è quello di iniziare il pasto con delle verdure cotte (principalmente in autunno/inverno) o crude (principalmente in primavera/estate) così da non mangiare voracemente facendo gonfiare troppo lo stomaco e incorrendo in sicuri problemi digestivi, quali reflusso gastrico, duodeniti e ulcere.

In effetti la caratteristica del gruppo 0 è

proprio quella di avere un sistema digerente ben strutturato che gli consente di digerire con facilità le proteine animali, come la carne rossa.

Esistono delle strategie alimentari mirate per evitare, alle persone di gruppo sanguigno 0, un'eccessiva acidità di stomaco, come, ad esempio, bere poco durante i pasti, usare la radice dello zenzero e della curcuma che sono potenti antinfiammatori e antitumorali naturali e proteggono dall'ulcera;

Le tisane di camomilla romana, caffè di cicoria e tiglio rilassano le pareti dello stomaco, riducono lo stress e sono un'ottima alternativa al the tradizionale ed al caffè, entrambi mal tollerati o addirittura nocivi.

Evitare il più possibile l'uso di latte di mucca, birra, superalcolici e bevande gassate e tutti quegli alimenti che aumentano la secrezione acida come agrumi (tranne il limone) e fragole.

Bisogna anche prestare particolare attenzione a tutti i tipi di cereali: se si vuole perdere peso in salute e mantenere i risultati ottenuti nel tempo si consiglia di evitarne l'uso a cena e consumarli, con molta moderazione, solo a colazione e qualche volta a pranzo, perché tendono ad alzare il colesterolo, la pressione e la glicemia. Proprio quest'ultima, che indica la concentrazione di zuccheri nel sangue, deve rimanere tra i valori di 70 e i 110 mg/dl, al mattino a digiuno, perché altrimenti si accumulano velocemente chili in eccesso e si alza il rischio di sviluppare il diabete.

Un'altra importante caratteristica del gruppo 0 è quella di avere un sistema immunitario molto reattivo, in grado di individuare la formazione di cellule cancerogene molto velocemente: tuttavia una maggiore protezione dalle patologie tumorali non li rende immuni da queste per cui tutte le norme di prevenzione dal cancro, come quelle suggerite dalla medicina tradizionale, devono essere prese in seria considerazione anche da loro.

Di contro devono fare più attenzione a non sviluppare malattie autoimmuni e infettive:sembra che le persone di gruppo sanguigno 0 che scelgono un'alimentazione ricca di cereali hanno un rischio aumentato di sviluppare questa tipologia di malattie e vanno incontro spesso anche a fenomeni infiammatori. Per cui, evitare un eccessivo e continuativo consumo di alimenti a base di frumento e latticini, risulta essere la scelta più saggia per abbassare notevolmente tali rischi.

Andando avanti, è necessario fare un'ulteriore considerazione riguardante il metabolismo, cioè quell'insieme di processi che permettono al nostro organismo di trasformare in energia ciò che mangiamo, attraverso la digestione e l'assimilazione, che funzionando correttamente, regola in maniera ottimale il peso corporeo.

Dunque essere a conoscenza delle caratteristiche del proprio gruppo sanguigno è fondamentale per prevenire diversi disordini del metabolismo, tra cui un eccessivo ingrassamento o dimagrimento, e vari squilibri ormonali, tra cui l'insulino-resistenza che porta al diabete di tipo 2: ecco dunque che, in questo caso, si smette di bruciare correttamente grassi e zuccheri e si inizia il processo di aumento del peso e scompensi ormonali difficile da regolare, che possono sfociare con il tempo, nell'obesità.

Alle persone di gruppo 0, per evitare disturbi del metabolismo, può essere d'aiuto una adeguata alimentazione (formata da proteine di tipo animale, verdure e certi tipi di legumi, evitando il più possibile l'uso di cereali raffinati, zuccheri, latte e latticini) associata all'esercizio fisico.

Comunque se si volesse approfondire la conoscenza del proprio profilo metabolico si possono recuperare dati riguardanti la massa muscolare, grassa e magra, e il metabolismo basale: con queste informazioni è possibile accertarsi se si soffre di ritenzione idrica o se si ha troppo grasso corporeo soprattutto al livello del giro vita, molto più pericoloso di quello presente sulle anche, braccia o sulle cosce.

Altre informazioni che è necessario sapere per evitare la sindrome metabolica è che questa può svilupparsi anche in seguito a ripetute e drastiche diete ipocaloriche, ad un insufficiente apporto nell'alimentazione di omega 3 (acidi grassi), ad uno scarso consumo di alimenti ricchi di fibre e uso di caffè, fumo e alcolici, insieme a zuccheri e farine raffinate (soprattutto consumati nel pasto serale) che non si riescono a smaltire con una buona attività fisica.

A proposito di questo, in conseguenza ad un cattivo stile di vita e continuando a mangiare cibi non adatti alla caratteristica del proprio gruppo sanguigno, esiste il rischio concreto di sviluppare problemi cardiovascolari per i valori elevati nel sangue dei trigliceridi e dell'insulina. Diversamente il colesterolo rappresenta invece un rischio minore, in quanto la capacità del gruppo sanguigno 0 di demolire le molecole dei grassi alimentari "cattivi" permette una dieta ricca di proteine animali.

CAP 2 COSA VI REGALERÀ QUESTO NUOVO STILE DI VITA

Tra le varie diete esistenti sul mercato ritengo che iella associata ai gruppi sanguigni sia la più efficace in quanto più in armonia con il nostro sistema immunitario e meno difficile da seguire purché con il tempo, la pazienza e la costanza, diventi una vera e propria educazione alimentare.

Tuttavia è doveroso precisare che solo vivendo e seguendo tali suggerimenti, si avrà la conferma definitiva della bontà di questa nuova educazione alimentare, cercando di essere più attenti alla qualità e tipologia di cibo che andremo ad ingerire, allo stile di vita in generale che decideremo di adottare e non per ultimo, la prevenzione medica di tipo convenzionale che, a mio avviso, non si dovrebbe mai abbandonare.

In effetti negli ultimi decenni la medicina ha fatto passi da gigante e salva oggi molte più vite che in passato, tuttavia le terapie mediche, che sono spesso necessarie, hanno sempre degli effetti collaterali e possono causare comunque fastidi che sarebbe meglio limitare il più possibile.

Quindi ci tengo a precisare che ogni condizione psico-fisica è a se stante e va valutata in campo medico senza le generalizzazioni in cui a volte si cade, proprio perché restare in buona salute deve essere sempre il fine ultimo di qualsiasi dieta che si decide di intraprendere.

Tutto ciò che troverete scritto qui è fonte di lunghe ricerche, proprio per rendere a voi un servizio che è di praticità assoluta nella consultazione e nella messa in pratica di questo nuovo modo di approcciarsi all'alimentazione affinché ne possiate trarre i maggiori benefici sia da un punto di vista della salute che nel raggiungimento e mantenimento del peso forma.

Iniziando a conoscere questa tipologia di dieta deciderete con il tempo e in base a risultati concreti che riuscirete ad ottenere, di adottare un regime alimentare che vi potrà consentire uno stato di salute e una forma fisica ottimali; imparerete a scegliere e a combinare tra di loro i vari alimenti più adatti alle vostre caratteristiche del gruppo sanguigno a cui appartenete, senza la necessità di pesare o controllare le calorie ingerite, ma rendendosi conto che mangiare il cibo giusto da molta più sazietà ed energia di un altro che meno si addice al proprio organismo.

Gentile Lettore,

grazie per aver scelto di leggere questo libro! Se vuole, può lasciarmi una breve recensione, mi farebbe molto piacere sapere cosa ne pensa.

Grazie

CAP 3 COS'È LA DIETA DEI GRUPPI SANGUIGNI: IL BENESSERE E LA SALUTE PRIMA DI TUTTO

La dieta dei gruppi sanguigni è stata messa a punto dal naturopata Peter D'Adamo e pubblicata nel libro "L'alimentazione su misura" oramai da più di vent'anni e spiega quali siano gli alimenti benefici, neutri e nocivi per ciascun gruppo del sangue, a prescindere dal fattore RH positivo o negativo, che risulta essere pressoché ininfluente.

In Italia l'alimentazione basata sui gruppi del sangue è stata ripresa e diffusa in maniera maggiore dal dottor Piero Mozzi (che ho avuto il piacere di incontrare più volte per approfondire alcune tematiche alimentari), anche attraverso la sua personale esperienza di medico e conosciuta sul territorio nazionale anche grazie alla pubblicazione di vari libri e partecipazioni a convegni e programmi televisivi.

È bene ricordare che comunque, ogni essere umano ha un suo codice genetico unico e diverso da tutti gli altri, per cui può capitare che ci siano intolleranze e/o allergie ad alimenti che in teoria si dovrebbero ben tollerare. Quindi per tutti vale la regola di ascoltare il proprio corpo e di provare con cautela i cibi di cui non si è certi che possano andare bene.

Bisogna anche tenere presente che con il passare degli anni il nostro corpo cambia e cambiano anche le sue esigenze per cui valutare con cura quando e quanto cibo introdurre è doveroso come anche la possibilità che, alcuni alimenti che fino a poco tempo prima risultavano essere benefici, possano rivelarsi non più adatti al proprio organismo.

Essendo un campo molto vasto circoscriverò l'argomento agli aspetti dietetici e in questo primo manuale, mi occuperò sostanzialmente di esporre una adeguata alimentazione per il gruppo sanguigno 0, sia RH+ che RH-.

Se si volesse tuttavia approfondire i tanti studi fatti sulle caratteristiche chimico-biologiche del sangue in rapporto anche ai geni che determinano i vari gruppi sanguigni, ci sono in commercio molti libri che ne parlano diffusamente.

Per comprendere meglio perché la dieta dei gruppi sanguigni funziona è necessario parlare, seppur brevemente del ruolo delle lectine, particolari proteine che sono contenute in alcuni alimenti. Queste possono, infatti, influenzare in modo diverso o, addirittura, sono incompatibili con il nostro gruppo sanguigno fino a causare reazioni immunitarie come allergie, malattie autoimmuni e infiammazioni sistemiche.

Le lectine sbagliate assunte con il cibo sarebbero dunque in grado di attaccare i globuli rossi, fungendo da colla, ("agglutinandoli"), in una reazione simile a quella che il nostro corpo avrebbe se ricevesse una trasfusione con sangue non compatibile.

In pratica mangiando continuamente del cibo con le lectine non adatte si rischia di danneggiare il sistema immunitario causando reazioni anche molto gravi.

È importante anche conoscere la giusta combinazione degli alimenti (preferibilmente di buona qualità), la lettura attenta delle etichette di ciò che si acquista quando si fa la spesa e, se possibile, la scelta di cibi freschi e di coltivazione/allevamento biologico.

Come detto prima, non mi focalizzerò sulle varie patologie che seguendo questo regime alimentare si possono cercare di evitare o addirittura curare, ma il mio scopo è aiutarvi a perdere il peso in eccesso (e mantenere nel tempo il peso forma raggiunto) causato dall'accumulo di tossine e al raggiungimento del benessere psicofisico auspicabile con la scelta precisa di alimenti che ben si accordano con il proprio gruppo del sangue.

Non serve molto tempo per vedere i primi concreti risultati, se si è costanti e scrupolosi, e in questo caso i gruppi 0 hanno risposte più rapide, ma dipende molto anche dall'età e dallo stile di vita: chi ama praticare attività fisica o passa molto tempo all'aperto per lavoro è più avvantaggiato da chi ha una vita sedentaria.

CAP 4 ALIMENTI CONSIGLIATI, NEUTRI E SCONSIGLIATI PER IL GRUPPO 0

Come detto all'inizio, vale sempre la regola di verificare su se stessi ogni alimento ed ascoltare di conseguenza la risposta del proprio corpo. Se si è in dubbio sulla validità di alcuni cibi è consigliabile assumere una o due tipologie di alimenti per volta, per rendere più facile e veloce l'identificazione di quelli che possono dare fastidi, gonfiori e intolleranze. A questo proposito, i più metodici, possono tenere un diario dove appuntare di volta in volta, tutto ciò che mangiano durante la giornata e come risponde il loro corpo a quei tipi di nutrienti: sarà più chiaro sapere quali sono le proprie abitudini alimentari e capire cosa fa bene e rinvigorisce il fisico e cosa invece lo danneggia e toglie energia.

Un'altra regola valida è quella di leggere le etichette quando si fa la spesa per controllare il contenuto di additivi, coloranti e tutto quanto può danneggiare la salute e scegliere cibo di provenienza biologica, perché più salutari in quanto evitano, in gran parte, l'uso di antibiotici e pesticidi.

Gli alimenti qui indicati sono divisi per categoria, ma è chiaramente difficile elencarli tutti, quindi sceglierò quelli più comunemente consumati.

CARNE

Consigliato

Agnello, bresaola, cavallo, capriolo, manzo, capretto, montone, fegato e cuore non di maiale e vitello.

Neutro

Fagiano, gallina, pollo, tacchino e affettato di tacchino.

Sconsigliato

Maiale fresco e sotto forma di salume, cinghiale, oca e tutte le carni affumicate.

PESCE

Va bene anche quello conservato in scatola, meglio se in vetro e al naturale. Evitare di friggerlo in qualsiasi tipo di grasso.

Consigliato

Aringa, merluzzo, nasello, salmone non

affumicato, sardine, sgombro, sogliola, pesce serra, ricciola, coregoni, halibut o sogliola dell'Atlantico, storione, luccio.

Neutro

Acciughe, anguilla, aragosta, calamari, carpa, cernia, gambero, gamberi di fiume, granchio, lumache, ombrina, ostriche, pagello, pangasio, passera dell'Atlantico e di mare, rane, spigola o branzino, tonno, triglia, trota di mare o salmonata, cozze e vongole

Sconsigliato

Aringa in salamoia, tutto il pesce affumicato, polpo, pesce gatto, caviale, seppia, palombo

LATTE E LATTICINI

È meglio limitarne drasticamente il consumo.

Neutro

Feta (formaggio fresco di capra e pecora), formaggio di capra, mozzarella di bufala: non più di una volta a settimana.

Sconsigliato

Tutti gli altri latticini non sono metabolizzati bene: soprattutto se si ha avuto a che fare con casi di tumore all'utero, all'ovaio, alla mammella o alla prostata, è meglio evitarli totalmente

LEGUMI

Per chi è vegano, il consiglio è di consumarli frequentemente, per avere un apporto di proteine adeguato, magari insieme alla frutta secca consentita.

Consigliato

Fagioli azuki (soia rossa, per chi la tollera),fagioli dell'occhio.

Neutro

Ceci, cicerchie, piselli, fagiolini, fave, fagioli neri e rossi.

Sconsigliato

Fagioli borlotti secchi, fagioli bianchi di Spagna, tutti i tipi di lenticchie.

UOVA

Mai sode oppure fritte in olio o burro e al massimo 4 o 5 alla settimana.

SOIA E DERIVATI

Neutro

Bevande e yogurt a base di soia, tofu senza aggiunta di glutine.

N.B. Ricordo che questo alimento va consumato solo da chi lo tollera bene e non ha problemi di tiroide.

CEREALI E ALTRI CEREALI

Preferire i cereali integrali e ben cotti e consumarli con moderazione perché tendono ad alzare i livelli nel sangue del colesterolo e della glicemia. Favoriscono, inoltre, l'aumento del peso e della pressione sanguigna, per cui è meglio evitare di mangiarli a cena. La quinoa è sconsigliata alle donne durante il periodo dell'allattamento, e ai bambini sotto i due anni.

Neutro
Amaranto, grano saraceno (tranne la sera e in estate), quinoa, tutti i tipi di riso (non mangiarli insieme al vino, pomodoro, limone e zucca), farina di riso e tapioca

Sconsigliato

Kamut, mais, amido di mais, avena, tutti i prodotti a base di frumento e contenenti glutine, pop corn (soprattutto quelli con burro), segale, orzo e orzo perlato, polenta di mais, seitan, couscous, farro.

OLI E GRASSI

Tutti i grassi è meglio consumarli crudi e mai fritti, senza eccedere.

Consigliato

Olio di vinacciolo ricavato dai semi dell'uva, olio di riso, di lino e di semi di zucca.

Neutro

Olio di soia, olio d'oliva (per chi non ha

già problemi di acidità di stomaco anche quello extra vergine con moderazione), olio di girasole, olio di sesamo e di fegato di merluzzo, olio di soia.

Sconsigliato

L'olio di cotone, di arachidi, di mais.

SEMI E FRUTTA SECCA

La frutta secca non deve essere consumata in eccesso ed evitarla in estate (soprattutto troppe noci possono scatenare una crisi emorroidaria). Non consumare le castagne insieme ai latticini.

Consigliato

Noci e semi di zucca.

Neutro

Castagne, mandorle e burro di mandorle,

nocciole e burro di nocciole, castagne, noci di Macadamia e americana, pinoli, semi di girasole e di sesamo, burro di sesamo.

Sconsigliato

Arachidi e burro di arachidi, pistacchio e burro di pistacchio, anacardi, noci del Brasile, litchi della Cina, semi di papavero.

ORTAGGI

Consumarla possibilmente biologica e sempre di stagione. I funghi (consumarli con moderazione) evitarli se si hanno problemi di fegato e non mangiarli fritti.

Consigliato

Alghe marine, aglio, bietole (erbette o coste), broccoli, carciofi, verza, cavolo verde, tutte le varietà di cipolla, lattuga, tutti i tipi di cicoria, pastinaca, patate dolci, porro, rafano, rape, scarola, spinaci, tarassaco, zucca.

Neutro

Asparagi, barbabietola rossa, aneto, cerfoglio, cetrioli, daikon, cumino dei prati, finocchio, funghi porcini e cantarelli, peperoni gialli verdi e rossi, pomodori, olive verdi, radicchio, ravanelli, rucola, scalogno, sedano, tartufo nero e bianco, topinambur, zenzero e tutte le varietà di zucchine.

Sconsigliato

Alfa-alfa (erba medica), cavolfiore, cavolini di Bruxelles, cavolo bianco e cinese, funghi champignon, tutte le varietà di mais, melanzane, olive nere e patate.

FRUTTA

Il gruppo 0 può permettersi di consumare pochissima frutta aumentando il consumo di verdure fresche. Raccomando, comunque, di scegliere sempre frutta di stagione e biologica, preferibilmente in estate e limitarsi ad uno o due frutti al giorno. Mangiarla al mattino da sola o eventualmente con proteine (carne, pesce, uova semi oleosi) e mai con i cereali.

Consigliato
Fichi e prugne (frutti freschi o secchi)
Neutro
Albicocche, ananas, angurie, banane, cachi, ciliegie, cedro, datteri, fichi d'India, guaiava, kiwi, lamponi, limone, mango, lime, melagrana, melone giallo e

di Spagna, mela, mirtilli, papaia, pere, pesca noce, pesche, pompelmo, ribes rosso e nero, sambuco, uva bianca, nera, rossa e sultanina.

Sconsigliato

Arance, avocado, fragole, mandarini, mandaranci, melone comune, more noce di cocco, piantano e rabarbaro cinese.

SUCCHI E BEVANDE

Se si vuol perdere peso e restare in salute è sconsigliato l'uso di bevande zuccherate e con aggiunta di dolcificanti e tutte quelle gassate.

Tuttavia è bene preferire succhi e centrifugati di verdure a quelli di frutta troppo acidi.

Meglio evitare il vino alla sera ma lo si può usare per cucinare al posto dei grassi.

Consigliato

Acqua naturale non fredda (con residuo fisso molto basso sotto i 50 mg/litro) caffè di cicoria, succo di ananas, ciliegie e prugne,

Neutro

Succo di: albicocca, verdure consentite, carote, mirtilli, pompelmo, uva, papaia e sedano; birra (meglio quella di riso e non quella di mais o frumento), tutte le bevande a base di riso e miglio, latte di mandorle, vino bianco e rosso.

Sconsigliato

Succo di: arancia, mela e di cavolo; sidro, bibite dietetiche gassate con aggiunta di cola, liquori, caffè e caffè decaffeinato, caffè d'orzo, tè nero e deteinato, tamarindo.

SPEZIE E DOLCIFICANTI

Consigliato

Carruba, curcuma, curry, pepe di Cayenna (tutti i tipi di pepe consigliati e il peperoncino, compresa la paprika, devono essere usati con molta parsimonia).

Neutro

Alloro, aneto, anice, agar, basilico, bergamotto, cardamomo, cerfoglio, chiodi di garofano, coriandolo, cumino, dragoncello, cioccolato (solo raramente e solo quello con nocciole e fondente), erba cipollina, semi di finocchio, lievito di birra, menta, gelatina magra, maggiorana, miso, paprika, pepe nero, peperoncino rosso, rafano, rosmarino, sale, salvia, santoreggia, sciroppo d'acero, miele (non d'arancio e di

eucalipto), zucchero di barbabietola,
zucchero di canna, senape senza aceto,
timo e zafferano.

Sconsigliato

Tutti i tipi di aceto, aspartame, cannella,
capperi, caramelle, chewing-gum,
dolcificanti chimici, fruttosio,
maltodestrine, malto di mais e di cereali
contenenti glutine, sciroppo d'agave,
xilitolo, amido di mais, ketchup,
glutammato, noce moscata, pepe bianco,
vaniglia.

INFUSI DI ERBE E PIANTE

Consigliato

Camomilla romana, fieno greco,
centonchio, gelso, luppolo, menta
piperita, olmo, passiflora, propoli, rosa
canina, tiglio e zenzero.

Neutro

Biancospino, betulla, calendula, camomilla comune, corteccia di quercia bianca, erba gatta, prezzemolo, salvia, sambuco, timo, semi di finocchio, valeriana, verbasco e verbena.

Sconsigliato

Achillea, alfa alfa (erba medica), barba di granoturco, aloe, bardana, echinacea, eucalipto, farfara, fragola, genziana, rabarbaro cinese, senna, trifoglio rosso o dei prati.

SALSE CONDIMENTI

Neutro

Salse a base di carciofo e di olive verdi, salsa di pomodoro, pesto di basilico senza formaggio, maionese con limone e senza aceto, marmellate di frutta consigliata o neutra.

Sconsigliato

Ketchup, salse a base di aceto, salse con melanzane, olive nere o a base di formaggi.

CAP 5 ASSOCIARE GLI ALIMENTI TRA LORO IN MODO CORRETTO PER UN'OTTIMA DIGESTIONE ED EVITARE DI GONFIARSI E INGRASSARE

Affinché i pasti siano digeribili e gli alimenti introdotti non riducano i loro benefici o addirittura causino spiacevoli controindicazioni, è bene associarli tra loro in maniera corretta.

Gli zuccheri non andrebbero mai combinati con le farine per cui limitare o evitare l'uso di biscotti, brioches, torte e dolci industriali farcite di creme a base di latticini, pane o fette biscottate con miele e marmellata.

Il miele si può sciogliere in una bevanda calda e assumerla lontano dai pasti.

Il vino e la birra si possono bere con

moderazione durante quei pasti dove non sono presenti riso e miglio.

La frutta è consigliabile consumarla da sola, preferibilmente al mattino perché è più facile smaltire il fruttosio contenuto in essa, nell'arco della giornata; tuttavia se la si consuma durante i pasti è meglio associarla a piatti a base di carne pesce, uova o semi oleosi, e mai con i legumi e men che meno con latticini e cereali.

Con il riso e il miglio evitare di consumare oltre al vino e la birra, anche il pomodoro, il limone e la zucca.

I cereali insieme con i legumi (come pasta e fagioli, miglio e ceci, pasta e o pane con lenticchie) sono consentiti solo raramente perché possono causare digestione lenta e gonfiore addominale.

Evitare i minestroni con diversi tipi di legumi: meglio uno alla volta e consumarli o con pesce, carne, uova, frutta secca e verdure.

Tutte le zuppe è meglio mangiarle non troppo liquide e calde, per evitare problemi durante la digestione, come bruciori di stomaco o reflusso gastrico.

Le verdure, cotte o crude, tranne le patate e la zucca, possono essere affiancate a qualsiasi alimento.

I semi e la frutta secca vanno evitati il più possibile durante l'estate, le castagne non vanno consumate con cereali e latticini.

In generale i farinacei e i cereali bisognerebbe consumarli con parsimonia, solo nella prima parte della giornata ed evitarli del tutto con l'avanzare dell'età poiché tendono ad alzare il colesterolo, la glicemia, la pressione ed il peso.

Per quanto riguarda il pesce (ma è una regola valida un pò per tutti gli alimenti) sarebbe meglio evitare di consumarlo fritto affumicato ed associarlo ai latticini.

Anche la carne rossa cotta o al sangue, risulta meno benefica e più difficile da digerire se consumata insieme a cereali e latticini, meglio mangiarla con verdure o al massimo la frutta.

Sono sempre restia nel consigliare di mangiare carne o pesce crudo: anche se i nutrienti sono sicuramente più intatti è necessario che siano consumati in sicurezza, secondo le norme igienico-salutari.

Un altro consiglio valido è quello di bere l'acqua calda di cottura delle verdure (anche qui evitare i minestroni di verdure miste), prima dei pasti principali: è un toccasana per stomaco e intestino e contiene calcio facilmente assimilabile dall'organismo.

Anche al mattino un bicchiere di acqua tiepida risulta essere molto benefica (abbastanza calda, invece, se la sera prima il pasto è stato troppo abbondante e al risveglio si ha mal di testa).

Infine le persone di gruppo 0 che hanno problemi relativi alla cistifellea o ne hanno subito l'asportazione, dovrebbero evitare il consumo di questi alimenti: carciofo, lattuga, spinaci, uova, caffè, olio extravergine d'oliva e tutti i prodotti sott'olio, cacao e cioccolato fondente.

Detto questo, in linea di massima, con il tempo e la pratica, sarà il vostro stesso corpo a dirvi quali sono gli alimenti che meglio tollera da solo o con altri, che tipo di cottura preferisce e in che quantità ne ha bisogno.

Un organismo che si nutre con cibo che non aggredisce il suo sangue, accumula pochissime tossine e di conseguenza chili superflui, nonché vive in uno stato di salute migliore rispetto a chi non fa caso a cosa mangia, e si fa guidare solo dall'abitudine e dall'ingordigia.

CAP 6 LE 16 RICETTE FACILI DA REALIZZARE CONSIGLIATE PER IL GRUPPO SANGUIGNO 0

I PRIMI, I SECONDI, I CONTORNI E I DOLCI

FARINATA DI CECI

Ingredienti: 250 gr di farina di ceci, 3 cucchiai di olio d'oliva o di vinacciolo, rosmarino, sale.

Versate in un contenitore l'acqua, il sale e poco alla volta la farina di ceci. Sbattete con una frusta fino ad ottenere un composto liscio. Fate riposare un'ora abbondante. Preriscaldate il formo a 220 °C, aggiungete all'impasto l'olio e un pò di rosmarino, infornare su una teglia rivestita con della carta forno e cuocete per circa 30 minuti, finché la farinata sarà morbida dentro e dorata fuori. A cottura ultimata staccatela dalla carta forno e servite su di un piatto, calda o tiepida: potete utilizzarla a pezzetti al posto del pane tradizionale per accompagnare piatti di carne, pesce, uova o verdure, utilizzarla nelle zuppe o come crostini per antipasti.

POLENTA DI MIGLIO

Ingredienti: 500 gr di farina di miglio, sale

Portare a ebollizione 1,5 litri di acqua salata, aggiungere poco alla volta la farina di miglio sbattendo con una frusta senza formare grumi, cuocere per circa 45 minuti finché si otterrà una consistenza compatta. Rovesciare l'impasto su di un piatto grande di portata o tagliere in legno e servire calda.

Questa polenta è ottima accompagnata a piatti di carne o pesce al forno o alla griglia.

PANE DI RISO

Ingredienti: 500 gr di farina di riso, 500 ml di acqua tiepida, 20 gr di lievito di birra, sale.

In un contenitore capiente versare il sale e la farina di riso. Fate sciogliere il lievito nell'acqua tiepida e versare il tutto nel contenitore della farina. Mescolare e rendere omogeneo il composto. Foderare di carta forno una teglia da plumcake e versarci l'impasto e farlo riposare in un posto caldo, coprendolo con uno strofinaccio, affinché lieviti bene per 25/30 minuti. Portare il forno a 180°C e infornare per 45 minuti. Dopo la cottura estrarre il pane dal contenitore e lasciare in forno per altri 10 minuti.

RISOTTO ALLO SPUMANTE

Ingredienti: 350 gr di riso (scegliete la qualità che preferite tranne il nero, che è più indicato per il pesce), 1/2 litro di spumante, 1,5 litri brodo di verdure (anche già pronto), formaggio di capra, 1/2 cipolla bianca, 1 cucchiaio di olio d'oliva, sale.

Far appassire in tegame la cipolla con l'olio e un pò d'acqua, a fuoco basso e unire il riso e farlo cuocere aggiungendo di volta in volta il brodo e successivamente lo spumante.

Cuocere per circa 20 minuti (in base alla qualità del riso) e alla fine aggiungere il caprino.

Mantecare e servire caldo.

RIGATONI DI PISELLI CON PESTO ROSSO

Ingredienti: 500 gr di rigatoni di piselli, 12 alici sott'olio, 3 cucchiai di olio d'oliva e sale. Per il pesto: 200 gr di basilico fresco, 90 gr di pinoli, 2 spicchi d'aglio piccoli, 60 gr di pomodori secchi, 4 cucchiai d'olio di oliva e sale.

Per la preparazione del pesto frullare

insieme gli ingredienti fino ad ottenere un composto morbido e vellutato. In caso aggiungere un pò d'acqua se risulta troppo duro.

Cuocere al dente la pasta in acqua bollente e salata, condire con il pesto rosso, le alici sminuzzate e un filo d'olio crudo e servire caldo.

INSALATA DI RISO E POLLO

Ingredienti: 300 gr di riso, 200 gr di pollo lessato, 200 gr di piselli lessati, 3 uova, 1 carota, un pezzetto di costa di sedano verde, prezzemolo tritato, 3 cucchiai di olio di oliva o girasole (o vinacciolo), un cucchiaino di curcuma in polvere, un cucchiaio di salsa di soia.

Lessate il riso in acqua bollente salata con la curcuma, e rassodate le uova. Tagliate a pezzettini il pollo lessato, il sedano e le carote a julienne. Tagliate a spicchi le uova sode e mettete il tutto in una grande insalatiera con i piselli cotti. Scolate il riso e unitelo agli altri ingredienti e aggiungete, olio, prezzemolo e un cucchiaio di salsa di soia. Servite alla temperatura che preferite: fredda o tiepida.

RISO AI FEGATINI DI POLLO

Ingredienti: 300 gr di riso integrale, 350 gr di fegatini di pollo, 1.5 litri acqua, una carota, un pezzetto di sedano, 1 cucchiaio di prezzemolo tritato, 2 foglie di salvia tritate, un cucchiaio di olio d'oliva, sale.

Portate a bollore l'acqua con la carota e il sedano, versate dentro il riso e cuocetelo per 18 minuti circa. Tagliate a pezzetti i fegatini e cuoceteli per altri 5 minuti unendo anche la salvia tritata. Spezzettate la carota e il sedano e amalgamate tutto. Aggiungete il prezzemolo tritato e l'olio d'oliva e servite ben caldo.

SPAGHETTI CON LE ALICI

Ingredienti: 350 grammi di spaghetti di riso o di quinoa, 3 filetti di alici, 2 zucchine, mezzo spicchio di aglio, 1 cucchiaino di prezzemolo tritato, 2 cucchiai di olio d'oliva, peperoncino o pepe di Cayenna, sale.

Pulite e tagliate a dadini le zucchine, mentre cuocete in acqua bollente gli spaghetti di riso o di quinoa, secondo il tempo suggerito sulla confezione.

In una padella antiaderente scaldate l'olio con l'aglio sbucciato, il peperoncino e un pizzico di pepe di Cayenna, e saltate le zucchine per circa 10 minuti a fuoco medio; eliminate l'aglio e aggiungete le alici spezzettate e regolate di sale. Scolate gli spaghetti lasciando da parte un pò di acqua di cottura e trasferiteli nella padella, fateli saltare a fuoco vivace e servite caldi con il prezzemolo crudo tritato.

SGOMBRO ALLA GRIGLIA CON PATATE DOLCI

Ingredienti: quattro sgombri di media grandezza, 3 spicchi d'aglio, 2 cucchiai di prezzemolo tritato, 3 foglie di salvia, 3 cucchiai di olio d'oliva, quattro patate dolci, rosmarino, 4 cucchiai di olio di girasole, 1 limone, sale.

Eviscerare gli sgombri, lavarli e con il composto ottenuto dal trito di prezzemolo aglio e salvia, riempite il ventre del pesce e metterli in forno con il grill a 220°C per circa 20 minuti. In una grande padella antiaderente cuocere le patate tagliate a spicchi con un aglio, rosmarino e l'olio di girasole e un po' d'acqua finché non saranno rosolate e trifolate al punto giusto. Servire caldo con un filo d'olio d'oliva sul pesce e qualche goccia di limone in un piatto unico con le patate.

CARNE ALLA PIZZAIOLA E FUNGHI TRIFOLATI

Ingredienti: 800 gr di fettine di manzo sottili, 500 gr di passata di pomodoro, 2 spicchi di aglio, 2 cucchiaini di prezzemolo tritato, 4 cucchiai di olio d'oliva, un cucchiaino di timo, 800 gr di funghi misti freschi (esclusi gli champignons) o surgelati, sale.

In una padella antiaderente far saltare l'aglio schiacciato con 2 cucchiai di olio d'oliva e aggiungere i funghi, un po' d'acqua, il sale e fate cuocere per circa 15/20 minuti. In un tegame unire all'olio d'oliva caldo l'aglio e dopo un minuto aggiungere la passata di pomodoro il timo e il sale e cuocere per 5 minuti. Mettere le fettine di carne sul sugo e cuocerle per una decina di minuti.

Servire in un piatto insieme ai funghi trifolati e cospargere con il prezzemolo crudo tritato

OSSIBUCHI DI TACCHINO CON FINOCCHI

Ingredienti: 8 ossibuchi di tacchino, 2 carote, 1 cipolla media, 4 foglie di salvia, 250 ml di vino bianco, 5 cucchiai di olio d'oliva, 2 finocchi medi, mezzo limone, sale.

Pulire e tritare le carote e la cipolla. Tagliare i bordi degli ossibuchi, dall'interno verso l'esterno, così non si arricceranno durante la cottura. In un tegame abbastanza capiente scaldare l'olio con la salvia e far rosolare la carne regolando di sale. Unire il trito di verdure versare il vino nel tegame e cuocere a fiamma bassa con il coperchio, per circa 45 minuti. Se necessario aggiungere un pò di acqua durante la cottura. Pulire i finocchi e tagliarli sottili, metterli in una insalatiera e condirli con sale olio d'oliva e limone. Servire gli ossobuchi caldi cospargendoli con il sugo di cottura e a parte i finocchi conditi.

POLLO IN PADELLA CON POMODORO

Ingredienti:1 kg di pollo (biologico) in parti, tranne il petto, 2 spicchi di aglio, 2 cucchiai di olio d'oliva o di vinacciolo, 6 pomodori freschi o in barattolo, mezzo bicchiere di vino bianco, timo, sale.

Scaldate una capiente padella antiaderente con l'aglio e rosolare il pollo per circa 5 minuti, utilizzando il suo stesso grasso. Eliminate l'aglio e aggiungete il vino e l'olio e cuocete con il coperchio per altri 5 minuti. Aggiungete i pomodori a pezzi, il timo e il sale e cuocete per altri 30 minuti a fuoco basso. Se necessario aggiungete un pò d'acqua durante la cottura. Servite caldo anche con dei quadratini di farinata di ceci.

Il contorno ideale con questo piatto sono delle verdure (zucchine e peperoni rossi) grigliate o al forno.

POLPETTE DI TACCHINO E BROCCOLI

Ingredienti: 2 uova biologiche, 850 gr carne macinata di tacchino, 300 gr di broccolo poco lessato, 50 gr di farina di mandorle, 1 cucchiaino di curcuma, 2 cucchiai di olio d'oliva,1 spicchio di aglio, sale.

Ripassare per 5 minuti, in una padella antiaderente, il broccolo con l'aglio e l'olio, un po' della sua acqua di cottura e regolare di sale. Lasciare raffreddare. Amalgamare i broccoli con il macinato di tacchino, le uova, sale, la curcuma e impastare. Aggiungere la farina di mandorle fino ad ottenere un impasto morbido ma abbastanza umido. Rivestire una teglia con la carta forno, formare con le mani circa 30 / 35 polpette e adagiarle sulla teglia, (con un pò di distanza), una vicina all'altra. Cuocere le polpette di tacchino a 200° C per circa 30 minuti. Servire calde. In estate sono ottime anche a temperatura ambiente, gustate con un'insalata verde.

FRITTATA DI UOVA CON ZUCCHINE E CIPOLLA

Ingredienti: 6 uova biologiche, 6 zucchine, 2 cipolle medie, mezzo cucchiaino di curry, olio d'oliva, 5 foglie di menta, sale.

Pulire e affettare le zucchine e le cipolle e aggiungere le foglie di menta a pezzettini. In una ciotola sbattere le uova aggiungere il curry e il sale ed infine le verdure tagliate. Scaldare a bassa temperatura l'olio in una padella antiaderente, versare il composto un mestolo alla volta per fare 4 o 5 frittate. Coprire e lasciare cuocere senza friggere. Servire caldo. In estate può essere consumata anche fredda come antipasto insieme a carciofini sott'olio ed olive verdi.

BISCOTTI ALLE MANDORLE

Ingredienti: 300 gr farina di mandorle, 175 gr di zucchero, 2 uova, 150 gr di granella di mandorle, mezza buccia grattugiata di limone biologico, 6 gocce di essenza di mandorle amare.

In un contenitore capiente versate la farina di mandorle, lo zucchero, le uova, l'essenza di mandorle e la buccia grattugiata del limone. Lavorate l'impasto e poi fatelo riposare per circa 30 minuti. Foderate una teglia con della carta forno e disponete delle piccole palline formate con l'impasto, aiutandovi con un cucchiaino, scaldate il forno a 180°C e infornate per 20 minuti circa. Appena i biscotti saranno dorati tirateli fuori e fate raffreddare.

TORTA CON FARINA DI QUINOA E NOCCIOLE

Ingredienti: 150 gr di farina di quinoa, 100 grammi di farina di nocciole, tre cucchiai di zucchero, tre uova biologiche , mezzo bicchiere di olio di girasole, un limone biologico, gocce di cioccolato fondente, mezza bustina di lievito per dolci.

Montare le uova e lo zucchero in un recipiente comodo con una frusta, finché assumono una consistenza cremosa, aggiungere le farine, l'olio e la buccia grattugiata del limone, il lievito e mescolare bene finché l'impasto non diventa liscio. Aggiungere le gocce di cioccolato. Versate il composto in uno stampo di silicone e infornate in forno già caldo a 180°C per 35/40 minuti. Far raffreddare e servire con marmellate di frutta consigliata o con piccole palline di burro di mandorle o nocciole.

CAP 7 RIEPILOGO E ULTIMI CONSIGLI PER DIMAGRIRE E RESTARE IN FORMA PER SEMPRE

Oltre ad una sana alimentazione, per dimagrire e restare in forma è necessario una corretta attività fisica che, per quanto riguarda le persone di gruppo 0, è soprattutto un modo di sfogare la loro grande energia che altrimenti si trasformerebbe in stress e causerebbe l'insorgere di varie patologie.

Le attività fisiche più indicate sono quelle che richiedono sforzi intensi e fatica non troppo prolungata nel tempo, perché l'alimentazione del gruppo 0, mette a disposizione energia esplosiva ma non di lunga durata.

Essendo un discendente dei popoli primitivi che erano cacciatori, ha un alto potenziale di "aggressività", resistenza e competitività che può essere utilizzata in particolari sport come arti marziali, boxe, corsa breve e intensa tipo i 100 metri, sollevamento pesi, pattinaggio sul ghiaccio, sci di fondo, step e spinning , nuoto e lotta greco-romana.

Un ultimo accorgimento da tenere sempre a mente e farne una buona abitudine è quello di memorizzare gli alimenti consentiti (benefici) che favoriscono la perdita di peso e aiutano a restare in forma e in salute e quelli non consentiti (sconsigliati), che invece causano un costante aumento del peso e l'insorgere di malattie.

ALIMENTI BENEFICI

Carne rossa, perché rende più attivo il metabolismo.

Il pesce e il sale integrale marino (quest'ultimo con moderazione), per il loro contenuto di iodio che stimolano la tiroide a funzionare bene.

Fegato, non di maiale, possiede la vitamina B e aiuta a   mantenere attivo il metabolismo

Ortaggi e verdure, come verze, broccoli, cicoria, spinaci, depurano e attivano il metabolismo.

ALIMENTI CHE FANNO GONFIARE ED INGRASSARE

Glutine di frumento, perché favorisce una super produzione di insulina e radicali liberi. Il glucosio nel sangue rimane alto e di conseguenza aumenta la secrezione di cortisolo in eccesso che rallenta il metabolismo.

Il Granoturco rallenta il metabolismo e impedisce l'uso del grasso corporeo già immagazzinato, facendone produrre ancora.

I fagioli (le varietà che non sono consigliate per il gruppo 0) e le lenticchie, impediscono il corretto metabolismo delle calorie

I cavolini di Bruxelles, la varietà di cavoli sconsigliati e la senape impediscono alla tiroide di funzionare correttamente.

A questo punto non mi resta che augurarvi buon lavoro e buon appetito.

DIETA PER DIMAGRIRE PER IL GRUPPO 0

RICETTE E STRATEGIE PER PERDERE PESO VELOCEMENTE SENZA DIETA E DIGIUNO, ELIMINARE LA PANCIA E ACCELERARE IL METABOLISMO CON IL MENÙ SETTIMANALE

CAP 1 ALIMENTI CHE VANNO BENE PER IL GRUPPO SANGUIGNO 0

Il periodo primavera/estate è forse quello più indicato per iniziare una dieta che prepari il nostro organismo ad arrivare in forma alla bella stagione, a godersi le meritate vacanze, magari al mare o in posti dove potersi rilassare al sole e divertirsi in lunghi bagni in acqua.

Tutto ciò che è stato detto riguardo all'alimentazione dei gruppi sanguigni e all'attività fisica nei precedenti manuali rimane valido, al fine di vivere il più possibile in buona salute ed in ottima forma, per cui in questo testo perfezionerò i suggerimenti, un gruppo sanguigno alla volta, mettendo l'accento su alcune strategie pratiche, associate a consigli estetici e perfezionando ulteriormente il menù settimanale con il fine di perdere degli eventuali chiletti di troppo, tonificando i nostri muscoli e curando la pelle, senza troppa fatica e sempre in salute.

Per le persone di gruppo 0 sconsiglio di consumare pasti troppo light e di fare digiuni perché spingono a mettere su peso in quanto fanno bruciare meno e assimilare di più e rallentano il metabolismo (che se funziona in modo efficiente permette di consumare grassi e calorie).

Per perdere peso in modo sano e duraturo, oltre a muoversi di più, è invece, necessario fare le scelte giuste a tavola, tra gli alimenti consigliati e neutri in quanto grazie ai loro preziosi nutrienti aiutano a mantenere attivo il metabolismo, contrastare il gonfiore e liberarsi dei centimetri e dei chili in più.

COSA ELIMINARE DA SUBITO

Iniziamo dicendo che spesso è proprio un accumulo di tossine a causare uno stato di malessere e appesantimento generale, per cui il primo consiglio è eliminare, almeno dalle prime settimane, tutto ciò che grava al livello di fegato, pancreas, reni e intestino come l'alcool, zuccheri (questi sono consentiti solo qualche volta al mattino ed in minima quantità), eccesso di cereali (soprattutto quelli con il glutine) latte e derivati (in particolar modo quelli di mucca) e frutta (consentito solo un frutto di stagione al giorno perché contiene elevate quantità di fruttosio).

Limitare l'uso del sale è un ottimo escamotage per depurarsi dalle tossine che gonfiano, soprattutto unito ai cereali e agli affettati. Quest'ultimi sarebbe meglio eliminarli tutti, lasciando una volta alla settimana solo la bresaola.

Dimenticarsi di tutte le bibite zuccherine (cola, aranciate), succhi di frutta non consentita e spremute e anche, dolci con creme, fritti, grassi saturi e cibi molto salati, salumi, affumicati, formaggi stagionati: questi alimenti vengono già altamente sconsigliati nell'ambito di un'adeguata educazione alimentare corretta associata al proprio gruppo sanguigno.

Il cioccolato fondente (un quadratino) almeno al 75% è permesso un paio di volte alla settimana.

Tra i cereali da preferire, consentiti tre volte alla settimana, ci sono gli pseudo cereali, ovvero la quinoa, e l'amaranto che, insieme ad alcune porzioni di legumi, aiutano ad equilibrare i rapporti nutrizionali durante la dieta.

Questi cereali e i legumi non vanno mai mangiati a cena se si vuole raggiungere più facilmente il peso forma ma relegati nella prima parte della giornata, cosicché da avere il tempo necessario per metabolizzarli e smaltirli correttamente.

COSA INTRODURRE DA SUBITO

Anche se non consiglio l'uso della frutta durante una dieta dimagrante può comunque essere utile consumarne una porzione al mattino o come spezza fame di metà giornata. Consiglio, dunque, l'ananas, i frutti di bosco (tranne le more) e quando le temperature iniziano ad alzarsi di molto anche l'anguria che presenta una percentuale d'acqua del 99%, idrata il corpo in profondità e placa un pò la voglia di dolce che potrebbe insorgere da un momento all'altro.

A proposito di idratazione, bere acqua, tisane o estratti di verdure

consentite per il gruppo 0, meglio lontano dai pasti (e non molto) aiuta il corpo a rimanere sano, aumenta il senso di sazietà, combatte gli attacchi di fame, che spesso non sono altro che attacchi di sete e riduce

efficacemente la ritenzione idrica.

Per compensare la scarsa presenza della

frutta, almeno nelle prime

settimane di dieta, è meglio introdurre

più di ortaggi verdi in quanto ricchi

di clorofilla, pigmento dalla struttura

molecolare simile all'emoglobina che

aiuta a trasportare ossigeno alle cellule,

purificando e rigenerando l'organismo.

Ricordate, inoltre che iniziare il pasto con

una porzione di spinaci, finocchi o lattuga

attiva una barriera protettiva contro le

tossine degli altri cibi e che

tarassaco e carciofi stimolano il fegato

nel suo lavoro di pulizia del sangue.

Le proteine animali, per il gruppo 0 sono

fondamentali, per fare il pieno di energia

e per mettere su muscoli.

La carne rossa magra va bene, ma in

vista dell'estate è meglio consumarla non

più di due volte alla settimana, insieme con pollo (biologico) e tacchino. Via libera al salmone che è una buona fonte di proteine e favorisce il senso di sazietà, la tonicità muscolare e apporta tanti Omega 3 che regolano il metabolismo dei grassi e contrastando i processi infiammatori, responsabili di cellulite, gonfiore e accumulo di chili in più.

Il salmone assicura iodio, un minerale prezioso per il buon funzionamento della tiroide che, potenziando il metabolismo, aiuta a bruciare più calorie.

Anche il tonno, magari con una leggera cottura alla piastra, va bene per un'alimentazione proteica e ipocalorica: attenzione, però, a scegliere i pesci di media dimensione perché purtroppo in quelli grandi sono presenti spesso tracce elevate di mercurio.

CAP 2 AD OGNI ORA IL CIBO GIUSTO

Una volta compresa la necessità di scegliere sempre per la propria alimentazione gli alimenti idonei al proprio gruppo sanguigno e imparato a combinarli in maniera corretta tra loro (informazioni presenti nei manuali dedicati alla dieta dei gruppi sanguigni), è molto utile comprendere che il nostro organismo metabolizza e di conseguenza brucia meglio, certi cibi in determinate ore del giorno, invece che in altre.

Questo è un grande aiuto nel velocizzare i risultati positivi che si possono ottenere in una dieta dimagrante: insomma si mangia bene senza avere troppa fame e il nostro corpo risponde magnificamente offrendoci allo specchio la nostra immagine tonica e ben modellata.

Dunque se si riesce ad adattare i ritmi della tavola a quelli dell'organismo siamo già a metà dell'opera.

In effetti mentre al mattino, il corpo ha necessità di energia pronta all'uso e di lunga durata, al contrario più ci si avvicina alla sera e più i fabbisogni energetici si abbassano in quanto l'organismo si prepara al riposo notturno.

Per cui dimenticatevi il frigorifero durante la notte, per non alzare il livello d'insulina nel sangue che renderebbe vano tutto il lavoro fatto e valutate la possibilità di mangiare solo durante il giorno, con la maggior concentrazione di alimenti entro le 16.00.

Non è necessario rimanere digiuni dal pomeriggio alla mattina successiva, in quanto l'organismo si stresserebbe troppo, ma organizzare il pranzo intorno alle 13.00 come pasto principale della giornata, uno snack alle 17.00 e sempre una cena light non più tardi delle 19.00 / 20.30.

Se per impegni di lavoro o altri motivi non riuscite a rispettare questi orari, soprattutto quello della cena, ricordatevi che la regola è più si fa tardi meno si mangia. Fate del vostro meglio, in questo senso.

Per ricapitolare trovate di seguito gli alimenti e gli orari durante i quali è meglio consumarli:

DALLE 7 ALLE 15.00:

Cereali e derivati integrali, poche proteine.

Fare una colazione completa ed

equilibrata è il primo passo per dimagrire o mantenere la linea: infatti ciò che si mangia a colazione e che viene smaltito totalmente, determina come il nostro organismo lavorerà durante tutta la giornata.

Ecco perché è fondamentale dare al proprio fisico il giusto apporto di nutrienti e calorie che devono rimanere intorno alle 300 c.a.

Tuttavia se avete in previsione di sottoporvi a un allenamento intenso, arrivate pure a 400 calorie.

Il momento migliore per fare colazione è circa un'ora dopo il risveglio, ma se non riuscite per mancanza di tempo o di fame, dividete il pasto in due parti, mangiando qualcosa di leggero prima e il resto un'ora e mezza dopo.

DALLE 12.30 ALLE 15.00:

Legumi e ortaggi consentiti per il gruppo 0, come ceci, fagioli dell'occhio, fave e piselli, carote, carciofi, pomodori, peperoni, cicoria, catalogna, aglio, cipolle, broccoli, verze, rape.

In questo momento della giornata gli ormoni della tiroide sono molto attivi attivano il metabolismo e non permettono ai grassi di accumularsi.

FINO ALLE 17.00:

Frutta fresca o secca, sempre meglio lontana dai pasti e come snack.

DALLE 19.00 ALLE 20.30:

Proteine animali come carne, pesce, uova accompagnata con una buona quantità di verdure fresche, cotte o crude. In un paio di cene a settimana è possibile inserire una fettina di pane di miglio.

MAI DOPO LE 19:

Tutto ciò che contiene zuccheri semplici o complessi e carboidrati.

CAP 3 SGONFIARE IL VISO E DIMAGRIRE SU COSCE, GAMBE, GLUTEI E GIRO-VITA

Le diete fast con prospettive irrealistiche e rinunce esagerate sono destinate a fallire perché una dieta deve essere prima di tutto una buona educazione alimentare tagliata sul proprio organismo e rispettosa delle proprie esigenze. Nell'ottica di perdere qualche chilo in vista della bella stagione le parti del corpo che attirano di più la nostra attenzione e su cui si vuol lavorare per cercare di modellarle al meglio sono di solito il viso, le cosce, le gambe, i glutei e il girovita.

È bene chiarire subito che non è possibile perdere peso soltanto in una o due parti del corpo, e che pertanto il dimagrimento del viso o delle gambe è la conseguenza di una perdita di peso complessiva.

Se il gonfiore non è dovuto all'assunzione di medicinali come il cortisone, si possono usare degli accorgimenti utili che migliorano l'aspetto fisico, senza tagliare drasticamente calorie e porzioni.

Strategie mirate esercizi fisici e massaggi

Non è necessario andare in palestra per mantenersi in forma e per svolgere esercizi mirati a modellare il nostro corpo.

Se invece allenarvi in palestra insieme ad altre persone vi motiva di più o avete tempo e voglia a disposizione va bene lo stesso, ognuno di noi sa cosa lo aiuta a raggiungere i risultati nel miglior modo possibile.

Un metodo per modellare la forma del viso è quello di massaggiarlo con movimenti circolari e tonificanti con creme rassodanti e/o drenanti che aiutato a sgonfiare e definire i profili in modo naturale sempre in abbinamento a una dieta depurativa e ad esercizi aerobici che sono tra i più indicati per la perdita di peso, poiché aumentano il battito cardiaco e aiutano a bruciare grassi.

Anche per migliorare la qualità dei tessuti dell'interno coscia si inizia con un'attività cardio che serve a bruciare calorie e a ridurre il grasso in eccesso e, non ultimo, a snellire riducendo anche la cellulite.

Dedicare del tempo agli esercizi specifici per l'interno coscia come le barre o il pilates, risulta efficace per tonificare ed affusolare la muscolatura.

Da non dimenticare mai è lo stretching, alla fine di ogni allenamento (ma volendo anche all'inizio), per allungare la muscolatura ed avere più velocemente gambe snelle e ben modellate.

Per chi riesce ad approfittare degli aiuti dell'estetista, il massaggio connettivale è sicuramente il modo migliore per assicurarsi risultati eccellenti per le zone critiche di cosce, gambe, glutei e girovita: infatti queste manipolazioni e pressioni lente e molto profonde, agendo sullo strato più profondo della cute, aiutano la pelle a diventare più tesa.

Se l'estetista non è contemplata, anche l'auto massaggio fatto da sé è molto valido, soprattutto se eseguito dopo uno scrub: rimuoverete così le cellule morte dell'epidermide e diminuirete gli antiestetici difetti della pelle causati dalla cellulite.

L'importante è essere costanti ed usare una buona crema rassodante.

CAP 4 RISVEGLIARE IL METABOLISMO

Soprattutto durante l'inverno, il nostro organismo si è parecchio impigrito e complice anche la voglia di mangiare un pò di più, ci si ritrova all'inizio della primavera con un fisico appesantito e non proprio scattante.

Tornare ad allenarsi con una frequenza regolare di almeno 3 volte alla settimana è fondamentale per risvegliare il metabolismo e mantenerlo attivo.

In più bisogna considerare che non tutti bruciano le calorie nello stesso modo: molti fattori come, per esempio l'età, (dopo i 40 anni il metabolismo rallenta del 5% ogni 10 anni) e la quantità di massa corporea magra (cioè i muscoli) determinano come e quanto riusciamo a restare magri e in forma.

Inoltre bisogna dire che gli uomini consumano, anche a riposo, più calorie delle donne.

Per il gruppo 0 Dieta ed esercizi di aerobica e di resistenza non molto prolungati

Dunque se la diminuzione della massa muscolare causa un rallentamento del metabolismo che minaccia il buon esito di qualsiasi dieta dimagrante, bisogna capire quale strategia migliore adottare.

Per il gruppo zero l'attività fisica più indicata è quella che abbina un'allenamento aerobico non troppo prolungato, come la corsa, i salti, il nuoto, lo spinning o la bicicletta con un ritmo moderato per almeno 150 minuti a settimana (chiaramente questo inteso in senso generale, ognuno di noi deve basare l'attività fisica sull'età, e le proprie esigenze di salute), a sport di potenziamento fisico come gli addominali o i piegamenti, poiché aumentano la resistenza e la definizione dei muscoli.

L'importante è condurre quanto più possibile una vita dinamica: arrivare a 10000 passi al giorno non è un obiettivo impossibile.

Una volta iniziato a risvegliare l'organismo con una adeguata attività fisica, possiamo usare degli accorgimenti alimentari che potenziano la dieta che si segue per ritrovare la forma fisica ideale.

Prima di tutto, prima anche di iniziare gli esercizi di resistenza, è importante accertarsi di essere sempre ben idratati bevendo ogni giorno circa due litri di acqua naturale, con un basso residuo fisso.

Durante le attività aerobiche come la corsa, invece, l'acqua deve essere sempre a portata di mano, per poter bere non appena si avvertono i morsi della sete.

Alcuni cibi fondamentali per il benessere ottimale dell'organismo durante la dieta sono: le mandorle (non più di 4 o 5 al giorno però), per aumentare il senso di sazietà e perché assicurano fibre e acidi grassi essenziali, consumate a colazione o come spuntino; la lattuga, combatte il gonfiore, è ricca di fibre (importanti per il buon funzionamento dell'intestino) e assicura elevate quantità di antiossidanti tra cui la quercetina e di minerali come potassio e magnesio, che contrastano la ritenzione idrica e il gonfiore. La lattuga (ma questo vale per tutte le verdure crude o cotte) consumata prima dei pasti principali ha un elevato potere saziante.

Una spezia importantissima, perché ha molte proprietà benefiche per la salute e aiuta a prevenire molte patologie è la Curcuma: riduce la voglia di dolce e l'uso di altri condimenti come il sale.

Aumentare il consumo di pesce (anche crudo, il Sashimi, l'importante è farlo sempre in sicurezza); gli spiedini di carne magra, mai di maiale, e verdure; tutte le verdure di stagione (quelle consentite per il gruppo 0) anche grigliate; e le uova, alimento proteico, nutriente e ipocalorico, cotte senza friggerle nei grassi, sono una soluzione eccezionale per la dieta estiva.

Gentile lettore,

Si sta godendo la lettura? Se è così, sarei davvero felice se lasciasse una breve recensione su Amazon.

Grazie

CAP 5 RICETTE FACILI E VELOCI PER IL GRUPPO SANGUIGNO 0

PERDERE PESO SENZA FATICA E IN SALUTE.

PANE DI MIGLIO CROCCANTE

Ingredienti: 500 gr di farina di miglio, 1/2 cucchiaino di lievito per pane pizza, 2 cucchiai di olio extravergine di oliva e sale.

Amalgamare la farina di miglio con il sale e il lievito aggiungere l' acqua tiepida e l'olio, fino ad ottenere un impasto molto morbido. Far riposare per 20 minuti e poi disporlo in una tortiera di silicone e infornare per 30 minuti a 200°.

Questo pane può accompagnare i secondi e le verdure.

TONNO ALLA GRIGLIA E CICORIA SALTATA

Ingredienti: mezzo chilo di cicoria lessata, 4 tranci di tonno, 2 limoni, 4 cucchiai di olio d'oliva, salvia, 1 spicchio di aglio, sale.

In una padella antiaderente versate 2 cucchiai di olio d'oliva e l'aglio e fate rosolare lentamente, aggiungete la cicoria lessata e cuocete per 10 minuti circa con un pò d'acqua di cottura della verdura. Dopo aver marinato i tranci di tonno con il succo di limone e il sale per circa 2 ore, metteteli sulla griglia per la cottura. Girarli un paio di volte e a cottura ultimata disporli su di un piatto con la verdura e aggiungere un filo d'olio. Eliminate l'aglio dalla cicoria prima di servire.

OSSIBUCHI DI TACCHINO CON FINOCCHI

Ingredienti: 8 ossibuchi di tacchino, 2 carote, 1 cipolla media, 4 foglie di salvia, 250 ml di vino bianco, 5 cucchiai di olio d'oliva, 2 finocchi medi, mezzo limone, sale.

Pulire e tritare le carote e la cipolla. Tagliare i bordi degli ossibuchi, dall'interno verso l'esterno, così non si arricceranno durante la cottura. In un tegame abbastanza capiente scaldare l'olio con la salvia e far rosolare la carne regolando di sale. Unire il trito di verdure versare il vino nel tegame e cuocere a fiamma bassa con il coperchio, per circa 45 minuti.

Se necessario aggiungere un pò di acqua durante la cottura.

Pulire i finocchi e tagliarli sottili, metterli in una insalatiera e condirli con sale olio d'oliva e limone.

Servire gli ossobuchi caldi cospargendoli con il sugo di cottura e a parte i finocchi conditi.

POLLO IN PADELLA CON POMODORO

Ingredienti:1 kg di pollo (biologico) in parti, tranne il petto, 2 spicchi di aglio, 2 cucchiai di olio d'oliva o di vinacciolo, 6 pomodori freschi o in barattolo, mezzo bicchiere di vino bianco, timo, sale.

Scaldate una capiente padella antiaderente con l'aglio e rosolare il pollo per circa 5 minuti, utilizzando il suo stesso grasso. Eliminate l'aglio e aggiungete il vino e l'olio e cuocete con il coperchio per altri 5 minuti. Aggiungete i pomodori a pezzi, il timo e il sale e cuocete per altri 30 minuti a fuoco basso. Se necessario aggiungete un pò d'acqua durante la cottura. Servite caldo.

Il contorno ideale con questo piatto sono delle verdure (zucchine e peperoni rossi) grigliate o al forno.

INSALATA DI CANNELLINI, TONNO E CIPOLLE

Ingredienti: 400 gr di tonno in scatola al naturale, 300 gr di fagioli cannellini (o fagioli dell'occhio) lessati, 1 cipolla rossa, 1 carota, un gambo di sedano, olio d'oliva, 1 limone biologico, sale.

Lasciare a bagno in acqua fredda la cipolla per 15 minuti poi lavarla e tagliarla a fette sottili, sbriciolare il tonno in un'insalatiera insieme ai fagioli lessi. Unire la cipolla e condire con olio e limone.

FOCACCIA DI FARINA DI PISELLI TONNO E CIPOLLA

Ingredienti: 150 gr di farina di piselli, 2 uova biologiche, 5 cucchiai di olio di vinacciolo, 160 gr di tonno al naturale sbriciolato, 1 cipolla rossa piccola, 1 zucchina grattugiata, 4 filetti di alici sott'olio, 2 cucchiaini di curcuma, bicchiere di acqua circa, 1 bustina di lievito istantaneo per pane, sale.

Affettare sottilmente la cipolla. Montare gli albumi a neve. In una terrina mettere i tuorli e la farina e gli altri ingredienti, amalgamare bene il composto e aggiungere alla fine gli albumi montati a neve. Versare tutto in una tortiera di silicone (o una rivestita di carta forno) del diametro di circa 20 cm e cuocere in forno a 170° per 40 minuti.

ZUPPA DI FINOCCHIO E TONNO

Ingredienti: 2 finocchi piccoli, 80 gr di tonno al naturale, 150 gr di passata di pomodoro biologica, 1/2 cucchiaino di origano in polvere, 1/2 cucchiaino di timo in polvere, sale.

Pulite e affettate finemente i finocchi e cuocerlo in acqua salata per 15 minuti. Dopo averlo scolato rimetterlo nel tegame insieme alla passata di pomodoro, il tonno, l'origano e il timo. Regolate di sale e fate cuocere per altri 15 minuti circa. Se necessario aggiungere un pò d'acqua. Servire caldo o tiepido.

SPEZZATINO DI TACCHINO CON PEPERONI E CURCUMA

Ingredienti: 400 gr di bocconcini piccoli di tacchino, 2 peperoni, 1 cipolla bianca media, 1 spicchio di aglio, 1/2 bicchiere di vino bianco, 2 cucchiai di olio d'oliva, 1 cucchiaino di curcuma sale.

Pulite i peperoni e tagliateli a pezzetti. Affettate la cipolla e mettetela in un tegame antiaderente insieme al tacchino, il vino un po' d'acqua e l'olio. Fate cuocere a fuoco vivo per 5 minuti e successivamente aggiungete i peperoni e la curcuma. Regolate di sale e fate cuocere per 30 minuti e se necessario aggiungere un pò d'acqua. Ottimo sia caldo che tiepido.

POLPETTE DI MANZO CON BROCCOLO VERDE E INSALATA MISTA

Ingredienti: 400 gr di carne di manzo tritata, 1 cipolla piccola, 1 uovo biologico, 100 gr broccolo verde lessato, 1/2 buccia grattugiata di un limone biologico, insalata mista tagliata sottile, sale.

Tritate la cipolla e mettetela in una

terrina insieme alla carne, all'uovo, alla buccia grattugiata del limone, al broccolo lessato e al sale. Impastate e formate con le mani 6 o 7 polpette schiacciandole un pò e disponetele su una teglia rivestita con carta da forno. Cuocete a 170° per 25 minuti circa. Servire con insalata condita con olio d'oliva e limone.

FILETTI DI PLATESSA AL FORNO

Ingredienti: 500 gr di filetto di platessa (anche surgelato), 100 gr di farina di riso, 2 cucchiaini di timo e origano in polvere, 2 cucchiai di olio d'oliva, succo di un limone biologico e sale

Fate scongelare il pesce se usate un prodotto congelato e asciugatelo un pò. In un piatto mescolate la farina e le erbe aromatiche, infarinate uno alla volta i filetti di pesce e disponeteli su di una teglia rivestita con carta da forno e versate sopra un filo di olio. Cuocete in forno a 200° per 10 minuti circa e girateli solo una volta dopo i primi 5 minuti.

Prima di servire versate sopra i filetti un pò di succo di limone.

CROCCHETTE DI SALMONE

Ingredienti: 300 gr di salmone fresco o surgelato, 1 uovo biologico, 150 gr di pane di riso o di miglio sbriciolato, 100 gr di farina di riso, 1/2 cipolla piccola, 2 zucchine, 1/2 buccia di limone biologico grattugiata, 2 cucchiai di olio di vinacciolo, sale.

Tagliate le zucchine e la cipolla a fettine

sottili e fatele cuocere in un tegame a fuoco basso con il sale e l'olio. Frullate insieme il salmone tagliato a pezzetti, l'uovo, il pane e le zucchine fino ad ottenere un impasto omogeneo . Formate delle crocchette e passatele nella farina di riso. cuocere le crocchette nel tegame insieme alle zucchine e alla cipolla con coperchio, a fuoco basso, per 10 minuti. È possibile cuocerle anche in forno disponendole su una teglia rivestita con carta da forno a 170° per 15 minuti circa.

CIPOLLE RIPIENE

Ingredienti: 300 gr di carne di manzo tritata, 4 cipolle bianche grandi, 300 gr di spinaci crudi, 2 cucchiai di olio d'oliva, 1 uovo biologico, 2 cucchiaini di origano e timo in polvere e sale.

Sbucciate le cipolle e cuocetele in acqua salata per 15 minuti, fatele freddare e svuotatele lasciando solo 3 strati esterni. Fate appassire gli spinaci in una padella antiaderente e tritateli insieme alla polpa delle cipolle e metteteli in una terrina insieme all'uovo, il timo, l'origano e regolate di sale. Impastate bene e con questo composto riempite le cipolle precedentemente svuotate. Disponetele su una teglia con bordi alti, rivestita con carta da forno. Versate sopra un filo di olio e cuocete per 45 minuti a 180°.

SPIEDINI DI POLLO AL CURRY E RISO INTEGRALE

Ingredienti: 300 gr di bocconcini di pollo

biologico, 200 gr di riso integrale, 3 cucchiai di olio d'oliva, 2 cucchiai di salsa di soia, un pezzetto di zenzero fresco, 1/2 cucchiaino di curry e 1/2 cucchiaino di curcuma, 3 foglie di salvia, 11 cipolline medie sott'olio, 2 cucchiai di vino bianco, sale.

Fate marinare i bocconcini di pollo nella salsa di soia insieme ad 1 cucchiaio d'olio, lo zenzero grattugiato, la curcuma, il curry, la salvia e salate un poco. Lessate il riso in acqua salata scolatelo e conditelo con l'olio. Scolate i bocconcini di pollo dalla marinatura e formate gli spiedini alterando la carne alle cipolline. Disponete gli spiedini su una teglia rivestita con carta da forno e fate cuocere a 180° per 20 minuti rigirandoli ogni tanto. Verso fine cottura bagnateli con il vino bianco. Disponeteli su di un piatto da portata insieme al riso versando sopra ancora un filo di salsa di soia.

CARCIOFI RIPIENI

Ingredienti: 12 cuori di carciofo, 150 gr di tofu, 10 olive verdi senza nocciolo, prezzemolo tritato, 3 cucchiai di pangrattato di riso, 5 cucchiai di olio d'oliva, sale.

In una padella antiaderente disponete carciofi on l'olio, il sale e un pò d'acqua fateli cuocere per 20 minuti circa, fateli raffreddare. In una terrina lavorate il tofu con le olive spezzettate e 2 cucchiai di olio, il pan grattato e il sale. Riempite i carciofi e disponeteli su di una teglia foderata con carta da forno. Cospargete con un filo d'olio di oliva e sale e infornate a con il grill a 200° per 15 minuti. Quando saranno croccanti cospargete un filo d'olio, il prezzemolo tritato e servite subito.

POLPETTINE DI SOIA SPEZIATE

Ingredienti: 150 gr di polpettine di soia, 1 cucchiaino di curcuma, 2 cucchiaini di zenzero, 2 cucchiai di salsa di soia, 6 cucchiai di pomodoro a pezzetti, 4 cucchiai di olio di oliva.

Reidratate le polpettine di soia e sbollentatatele. In una padella antiaderente a fuoco lento versate l'olio e il pomodoro le spezie la salsa di soia. Miscelate bene e fate cuocere per 10 minuti circa. Versate il sugo sulle polpettine e servite caldo.

TORTA DI QUINOA ALLO YOGURT DI SOIA

Ingredienti: 300 gr di farina di quinoa, 250 gr di yogurt di soia, 120 gr di zucchero, 2 uova biologiche, 3 cucchiai di olio di semi vinacciolo, 3 cucchiaini di lievito vanigliato per dolci.

In una terrina sbattere con una frusta le uova con lo zucchero, aggiungere la farina l'olio, lo yogurt e il lievito.

Impastare fino ad ottenere un composto morbido e disporlo in uno stampo di silicone o in una tortiera con carta da forno.

Cuocere in forno a 180° per 40 minuti.

CROSTATA DI FARINA DI AMARANTO CON MARMELLATA DI PRUGNE

Ingredienti: 400 gr di farina di amaranto, 2 uova biologiche, scorza di 2 limoni biologici, 1/2 bicchiere di olio di girasole, sale e marmellata senza zuccheri aggiunti.

In una terrina lavorare insieme le uova, lo zucchero, l'olio, la farina, la scorza dei limoni e un pizzico di sale.

Avvolgere l'impasto ottenuto in una pellicola e lasciare riposare in frigorifero per almeno 2 ore.

Dopo questo tempo dividere in 2 parti l'impasto, dal primo tirare una sfoglia e rivestire uno stampo (meglio se in silicone), dal diametro di 30/35 cm. Spalmare sopra la marmellata di prugne (o quella di altra frutta che va bene per il vostro gruppo sanguigno), e guarnire la torta facendo sopra delle strisce con la seconda parte dell'impasto avanzato. Cuocere in forno statico a 180° per circa 30 minuti. Far raffreddare prima di mangiarla altrimenti si rischia l'ustione della lingua con la marmellata bollente.

CAP 6 ESEMPIO DI MENÙ SETTIMANALE

(Se volete potete lasciare libera la cena del sabato sera o il pranzo della domenica a scelta)

Per gli spuntini di metà mattina e metà pomeriggio a scelta tra: tisane depurative e rinfrescanti (camomilla romana, ribes nero, Epilobio Parviflorum e propoli), succo di mirtillo senza zuccheri aggiunti, centrifugati di verdure di stagione adeguate al gruppo 0, qualche fettina di ananas, 1 frutto di stagione (solo se non già mangiato a colazione e solo quelli consentiti per il gruppo 0), un quadratino di cioccolato fondente al 75%.

LUNEDÌ

Colazione: caffè di cicoria con o senza latte di mandorle, 1 frutto di stagione e 4 mandorle.

Pranzo: spiedini di pollo al curry con riso integrale

Cena: polpettine di soia speziate con insalata mista

MARTEDÌ

Colazione: succo di mirtillo senza zuccheri aggiunti e 2 fettine di crostata di farina di amaranto e marmellata

Pranzo: cipolle ripiene, fagiolini lessati con olio e limone

Cena: filetti di platessa al forno, cicoria saltata in padella .

MERCOLEDÌ

Colazione: caffè di cicoria con o senza

latte di mandorle, 1 frutto di stagione e 1 uovo alla coque.

Pranzo: crocchette di salmone, insalata mista.

Cena: zuppa di finocchio e tonno, fagiolini cotti in padella con acqua, olio e poco sale.

GIOVEDÌ

Colazione: caffè di cicoria con o senza latte di mandorle, fettine di torta di quinoa allo yogurt di soia

Pranzo: insalata di cannellini, tonno e cipolle

Cena: Polpette di manzo con broccolo verde e insalata mista

VENERDÌ

Colazione: succo di mirtillo senza zuccheri aggiunti e 2 fettine di crostata di farina di amaranto e marmellata

Pranzo: focaccia di farina di piselli tonno e cipolla

Cena: pollo in padella con pomodoro, zucchine cotte in padella con acqua, 1 cucchiaio di olio e poco sale.

SABATO

Colazione: caffè di cicoria con o senza latte di mandorle, fettine di torta di quinoa allo yogurt di soia

Pranzo: carciofi ripieni e insalata mista

Cena: ossobuchi di tacchino con finocchi, 1 fettina di pane di miglio

DOMENICA

Colazione: caffè di cicoria con o senza latte di soia, 1 frutto di stagione e 1 uovo in camicia o alla coque.

Pranzo: spezzatino di tacchino con peperoni e curcuma

Cena: tonno alla griglia e cicoria saltata,

1 fettina di pane di miglio

CISTITE

**CURA E PREVENZIONE CON I RIMEDI NATURALI
E LA DIETA DEI GRUPPI SANGUIGNI**

CAP 1 COS'È LA CISTITE E QUALI SONO I SUOI SINTOMI

La cistite è un'infezione comune soprattutto nelle donne, molto fastidiosa e dolorosa ed è importante correre ai ripari nel momento in cui ci si accorge di avere i primi sintomi.

La cistite è un'infiammazione della vescica, causata da un'infezione elle vie urinarie, causa nella maggioranza dei casi, da un batterio l'Escherichia Coli.

Questa infiammazione, chiamata anche flogosi, della mucosa vescicale, come ho detto prima, colpisce soprattutto le donne a causa dell'anatomia femminile che presenta genitali con un'uretra (il canale cui esce l'urina) molto più corta di quella degli uomini e la vicinanza con l'orifizio anale facilita la migrazione di germi intestinali: in questo caso l' infezione può estendersi pericolosamente ai genitali o alle alte vie urinarie.

Questo processo infiammatorio a carico della vescica se non viene preso seriamente può ripetersi nel tempo con forme sempre più acute di dolore e allungando di molto i tempi di guarigione, fino a diventare un disturbo cronico.

Fortunatamente la cistite, essendo già dalle prime avvisaglie molto fastidiosa, è facilmente riconoscibile.

All'inizio si avverte un bruciore quando si urina che aumenta sempre più di volta in volta con una necessità costante di svuotare la vescica senza poi riuscire a farlo (disuria), producendo pochissima pipì e con uno sforzo eccessivo.

Quando la cistite compare nella sua forma più acuta e dolorosa presenta oltre alla febbre con brividi e bruciore nella zona pelvica, anche sangue nelle urine, dando luogo alla cosiddetta cistite emorragica.

Comunque ci si accorge subito che qualcosa non va già dal colore e dall'odore dell'urina che di solito è più torbida e maleodorante.

L'incidenza del disturbo incrementa inoltre con l'avanzare dell'età e si ritiene che circa il 25-50% delle donne sopra i 60 anni soffra di questa patologia.

CAP 2 PERCHÈ CI AMMALIAMO: LE CAUSE FREQUENTI

Purtroppo, in periodi di forte stress, stanchezza o quando si assumono antibiotici, la flora batterica vaginale può indebolirsi ed essere maggiormente esposta alle infezioni. Al contrario quando l'ambiente intestinale e vaginale è in salute i "batteri" buoni della flora batterica sono un ottima barriera contro le infezioni.

Anche l'utilizzo di contraccettivi ormonali può alterare la flora batterica, come anche vivendo spesso fuori e utilizzando i WC pubblici e poco igienizzati rende più inclini a sviluppare la cistite.

Anche le donne in gravidanza sono più delicate e soffrono spesso di questo problema a causa degli aumentati livelli ormonali che agiscono in diversi modi sull'apparato urinario, in particolare sulla motilità dell'uretere, della vescica e sul pH.

Dunque curare l'igiene intima è fondamentale, ma lo è altrettanto avere cura che l'intestino funzioni bene, essendo la fonte dei batteri: quindi via libera ad un' alimentazione ricca di fibre, bere acqua lontano dai pasti ed evacuazione giornaliera e regolare.

È bene ripetere ancora che se questa infezione non viene curata può risalire fino ai reni e può portare ad un peggioramento netto di tutto l'organismo con febbre sopra i 38° e dolori acuti al basso ventre e ai reni, per cui l'intervento del medico deve avvenire tempestivamente con una terapia antibiotica, che deciderà anche dose e tempo di somministrazione.

Dopo aver consultato il medico ed aver eseguito la terapia prescritta, è probabile che lo specialista consigli un esame delle urine con urinocoltura, per accertare che l'infezione sia stata debellata ed evitare ricadute più difficili da curare.

Ricapitolando secondo la medicina tradizionale le principali cause che scatenano la cistite sono:

lo stress eccessivo

poca o troppa igiene intima con l'uso di saponi toppo irritanti

l'uso di tamponi interni durante il ciclo mestruale

malformazioni congenite dell'apparato urinario che trattiene i batteri l'uso prolungato di antibiotici che hanno indebolito le difese immunitarie

alimentazione irregolare

indumenti troppo stretti e di materiale sintetico poco traspirante

ipertrofia prostatica

rapporti sessuali

Abuso di alcol

il diabete per la presenza del glucosio nelle urine che favorisce la crescita batterica.

CAP 3 PREVENIRE E MEGLIO CHE CURARE

Secondo la dieta dei gruppi sanguigni, come insegna il dottor Mozzi, la prevenzione della cistite si basa semplicemente su una giusta alimentazione, per cui la causa principale è da ricercarsi nell'uso prolungato e a volte anche sporadico di certi cibi, più che nelle cause sopra descritte, che alterano il valore del Ph delle urine, causato da uno stato infiammatorio dell'apparato digerente che mal sopporta certi alimenti.

Ogni gruppo sanguigno metabolizza meglio certi cibi piuttosto che altri, tuttavia i responsabili principali che favoriscono l'insorgere della cistite sono principalmente quattro:

Tutte le carni e i salumi di maiale come salsiccia, prosciutto, bistecche, (peggio ancora con pepe nero e peperoncino), ecc.

I dolci cremosi a base di latte, soprattutto di mucca, e peggio ancora con aggiunta di cacao o cioccolato, come bignè, tiramisù, gelati ecc.

Spezie ed ortaggi come pepe, peperoncino e peperone.

Uso prolungato di alcol, soprattutto la sera

Tuttavia ogni persona ha un livello di tolleranza (e allergie specifiche) diverso rispetto ad un'altra per cui tenete presente che oltre a questi alimenti ce ne possono essere anche altri che favoriscono il manifestarsi delle cistite.

Senza voler escludere, come detto prima, un eventuale aiuto della medicina tradizionale, bisogna pensare che non è consigliabile andare avanti assumendo sempre antibiotici per debellare la malattia, ma concentrarsi su cosa è possibile fare per prevenirla e curare i primi sintomi con l'aiuto di un'alimentazione adeguata al proprio gruppo sanguigno, potenziando allo stesso tempo il proprio sistema immunitario che se robusto proteggerà da sé il proprio organismo.

Dunque il primo passo è, non appena si avvertono i primi sintomi, eliminare dalla dieta gli alimenti dannosi per tutti i gruppi sanguigni e in particolare, quelli specifici per il proprio gruppo:

Carne salumi di maiale per tutti i gruppi

Latte e derivati del latte per tutti i gruppi (tollerato dal gruppo B)

Pepe, peperoncino e peperoni, sconsigliato per i gruppi A e AB

Pomodoro sconsigliato per i gruppi A e B

The nero e deteinato (tollerato dal gruppo B)

Tutti dolci, gli zuccheri e la frutta che contiene fruttosio (che è comunque uno zucchero)

È chiaro che quando l'emergenza sarà passata si potrà riprendere a mangiare normalmente gli alimenti (che avevate eliminato perché causavano un peggioramento dell'infiammazione dell'organismo) che sono adatti al proprio gruppo sanguigno, se non ci sono altre controindicazioni, compreso qualche dolce di tanto in tanto, con moderazione ed evitando comunque quelli con latte vaccino.

Di solito durante la fase acuta si consiglia di bere molta acqua, fino a 2 litri al giorno, perché con le urine si aiuta il corpo ad eliminare i batteri che causano la cistite, impedendone la proliferazione.

Tuttavia molte persone non trovano giovamento in questo se non quando sono già avanti nella terapia antibiotica, e si stressano di più nel passare la giornata in bagno, provando continuamente dolore durante la minzione.

CAP 4 CURE DOLCI E CURE TRADIZIONALI

La medicina tradizionale, purtroppo per noi, parla molto poco di prevenzione se non a grandi linee, come se ogni persona fosse uguale all'altra.

In realtà quando iniziamo una cura con medicine tradizionali, come disinfettanti delle vie urinarie o in casi più urgenti, gli antibiotici, dobbiamo sempre tenere presente che anche se questi farmaci sono stati testati su moltissime persone, non è detto che l'effetto positivo che ci si aspetta valga anche per noi. Spesso è necessario ricorrere all'uso di due o a volte tre tipologie di farmaci per individuare quello che meglio cura il nostro organismo, almeno per un pò di tempo.

Sì avete capito bene, per un pò di tempo, perché purtroppo il nostro corpo cambia di anno in anno e cambiano anche le sue risposte ai medicinali.

Per cui è meglio, secondo me, concentrarsi quanto più possibile sulla prevenzione e, in caso ci fossero già i primi sintomi, sulle cure dolci che non hanno controindicazioni (se fatte con criterio), e addirittura ne beneficiano anche altri organi del nostro corpo, al contrario dell'effetto degli antibiotici o di altre medicine che, anche se a volte sono strettamente necessarie, hanno sempre effetti collaterali.

Oltre alle tradizionali cure offerte dalla medicina tradizionale, che comunque è anch'essa una risorsa importante, si può imparare a prevenire e a curare la cistite soprattutto appena si presenta, iniziando dalla scelta dei cibi da mangiare, con particolare attenzione ai primi tre giorni della dieta.

Il consiglio principe è quello di prediligere un'alimentazione ricca di proteine e verdure, come uova, pesce e carni bianche e magre, legumi e alcuni tipi di frutta secca, abbattendo di molto l'uso dei cereali, soprattutto quelli raffinati con o senza glutine, come pane, pasta, riso, mais, avena ecc, in quanto ricchi di amido che è uno zucchero complesso, e chi è alle prese con infiammazioni di qualsiasi natura, è meglio evitare del tutto.

Molte persone hanno trovato giovamento, nella cura della cistite, anche assumere per un certo periodo di tempo gli integratori con fermenti lattici vivi con almeno una decina di ceppi diversi tra lactobacillus, bacillus, bifidubacterium e streptococchi, in quanto in periodi critici e di particolare vulnerabilità dell'organismo, danno una mano alla giusta alimentazione nel processo di guarigione, rinforzando ed riequilibrando la flora batterica intestinale, contribuendo inoltre al normale funzionamento del sistema immunitario.

Altre persone ancora oltre a integrare con i fermenti lattici, decongestionano e rinfrescano l'ultimo tratto dell'apparato digerente con il clistere, da fare solo al mattino a digiuno. Tenere pulito ed attivo l'intestino oltre a prevenire ed accelerare la guarigione della cistite, aiuta efficacemente tutto l'organismo a tenere basso il livello d'infiammazione, ed a prevenire molte malattie anche gravi.

Qui di seguito elencherò delle erbe che potete usare come tinture madri naturali, per azione più decisa e come tisane rinfrescanti e antinfiammatorie più volte al giorno, per un azione più blanda:

La Betulla, va bene per tutti (tranne per chi è allergico alle betulacee) e in erboristeria, vengono utilizzati la corteccia, le gemme, la linfa e soprattutto le foglie. Ha proprietà diuretiche, protettive ed antinfiammatorie al livello delle vie urinarie, ma combatte anche la cellulite, il sovrappeso, i calcoli renali e il colesterolo.

La Camomilla Romana, di cui si usano i fiori, ha una funzione disinfettante e antibatterica, è benefica per tutti i gruppi sanguigni, migliora il sonno e la digestione.

Epilobio Parviflorum, va bene per tutti i

gruppi sanguigni, è molto indicata per gli stati infiammatori delle vie urinarie e della prostata.

Ginepro, (solo quelle commestibili usate in erboristeria) è un buon rimedio per le persone di gruppo B, devono evitarlo le persone di gruppo 0, neutro per A e AB.

La Malva (se non si ha un allergia ai suoi principi attivi) va bene per tutti i gruppi sanguigni, la consiglio solo come tisana rinfrescante perché è molto blanda come antinfiammatorio e come lassativo.

Il Ribes Nero, va bene per tutti i gruppi sanguigni: si possono usare le bacche, le foglie e le gemme, ha un altissimo contenuto di vitamina C e di di antocianosidi che hanno proprietà antiossidanti, antinfiammatorie e aiutano la salute dell'intero sistema cardiovascolare.

I frutti hanno anche di proprietà

diuretiche, depurative, (anche come

tisane), antiallergiche, astringenti ed antireumatiche.

Mirtilli Rossi, benefico per il gruppo A e B, neutro per AB e 0, protegge le pareti urinarie dai batteri e soprattutto dal primo responsabile di questa infiammazione che è Escherichia Coli, svolgevo anche un'azione azione diuretica, depurativa e antisettica. Comunque la sua funzione è più di tipo preventivo che curativo anche per quanto riguarda le ulcere dello stomaco.

Propoli, benefica per tutti i gruppi sanguigni, come tintura madre o estratto secco, è un potente antibiotico naturale" con attività sia batteriostatica (impedendo il moltiplicarsi dei germi), sia battericida. Ottimo anche contro il virus dell'Herpes Simplex, contro le infezione delle vie respiratorie, le infezioni batteriche e micotiche (Candida albicans).

CAP 5 LA DIETA DEI TRE GIORNI

Per affrontare al meglio il periodo di cura della cistite e accelerarne la guarigione, propongo di seguire un menù specifico per almeno tre giorni, con alimenti benefici per ogni gruppo sanguigno, arricchito di tisane (o tinture madri), che aiutano il sistema immunitario a debellare l'infezione.

Rimane inteso che è sempre buona cosa effettuare un esame delle urine completo, con urinocoltura, per accertarsi della tipologia di batterio presente e verificare anche dopo la scomparsa dei sintomi, l'avvenuta guarigione.

Usare il buon senso vuol dire, in caso di necessità, affidarsi anche alle cure di un buon medico, per verificare ed attuare un eventuale piano terapeutico.

Tuttavia ricordate che se non si rimuove la causa e la si mantiene sotto controllo, in caso di cistite cronica, tutti gli antinfiammatori e gli antibiotici del mondo non saranno sufficienti a garantivi la completa guarigione.

GRUPPO SANGUIGNO 0

Spuntini metà mattina, metà pomeriggio: yogurt di soia e semi di girasole, tisane di camomilla romana (quando volete e sopratutto la sera prima di andare a dormire), di Epilobio Parviflorum e propoli.
Bere lontano dai pasti.

1° Giorno

Uno o due bicchieri di acqua tiepida un'ora prima di colazione.
Colazione: the verde, 4 mandorle, farinata di ceci.
Pranzo: zuppa di cannellini e insalata mista con scarola e qualche fettina di cipolla rossa cruda con olio di vinacciolo e limone.

Cena: arrosto di vitello e cicoria lessata con olio di vinaccioli e limone.

2° Giorno

Uno o due bicchieri di acqua tiepida un'ora prima di colazione.

Colazione: caffè di cicoria con o senza latte di mandorle, frittelle di mele al forno

Pranzo: salmone al forno con olio di vinaccioli e limone, insalata di radicchio e rape rosse. Una focaccina di ceci

Cena: merluzzo alla griglia con olio di vinacciolo prezzemolo fresco e limone e bietole lessata con olio di vinaccioli e limone.

3° Giorno

Uno o due bicchieri di acqua tiepida un'ora prima di colazione.

Colazione: caffè di cicoria con o senza latte di mandorle, 3 focaccine di piselli.

Pranzo: quinoa con cipolle, zucchine, carote e curcuma e petto di pollo alla griglia con olio di vinaccioli. Finocchi crudi con olio di vinaccioli e limone.

Cena: spezzatino di agnello e carciofi.

GRUPPO SANGUIGNO A

Spuntini metà mattina, metà pomeriggio: yogurt di soia con semi di canapa, tisane di mirtilli rossi, ribes nero, camomilla romana (quando volete e soprattutto la sera prima di andare a dormire) e Epilobio Parviflorum.

1° Giorno

Un bicchiere di acqua tiepida con mezzo succo di limone mezz'ora prima di colazione.

Colazione: caffè di cicoria con o senza latte di mandorle, un uovo sodo e 4 mandorle.

Pranzo: azuki rossi, pollo arrosto e radicchio rosso con cipolle e carote

Cena: merluzzo crudo con olio di vinaccioli e limone e finocchi crudi.

2° Giorno

Un bicchiere di acqua tiepida con mezzo succo di limone mezz'ora prima di colazione.

Colazione: tisana al tarassaco e propoli, yogurt di soia con semi di zucca.

Pranzo: pesce spada alla piastra con olio di vinacciolo e limone, insalata mista con qualche fettina di cipolla rossa e ananas.

Cena: minestrone con verdure di stagione (senza patate o pomodori) con aggiunta di un cucchiaino di curcuma e un uovo in camicia o al tegamino.

3° Giorno

Un bicchiere di acqua tiepida con mezzo succo di limone mezz'ora prima di colazione.

Colazione: caffè di cicoria con 4 mandorle e 4 o 5 focaccine di legumi di piselli

Pranzo: coscia di pollo al forno senza pelle

con lenticchie lessate con curcuma, scarola con qualche fettina di cipolla rossa, con olio di vinacciolo o girasole e limone.

Cena: salmone crudo con limone e bietole lessate con olio di vinacciolo e limone e una focaccina di piselli.

GRUPPO SANGUIGNO B

Spuntini metà mattina, metà pomeriggio: 4 o 5 mandorle, yogurt di soia (se ben tollerata), succo di mirtillo senza zucchero, tisane di ginepro, mirtillo rosso, ribes nero, camomilla romana (quando volete e soprattutto la sera prima di andare a dormire) e Epilobio Parviflorum

1° Giorno

Un bicchiere di acqua tiepida con mezzo succo di limone mezz'ora prima di colazione.

Colazione: succo di mirtillo, frittelle di mele al forno.

Pranzo: zuppa di fagioli borlotti con un

cucchiaino di curcuma, radicchio rosso e barbabietole rosse con olio di vinacciolo e limone.

Cena: manzo alla brace e zucchine trifolate con trito di prezzemolo crudo.

2° Giorno

Un bicchiere di acqua tiepida con mezzo succo di limone mezz'ora prima di colazione.

Colazione: caffè di cicoria, 4 mandorle, qualche focaccina di piselli.

Pranzo: pasta di piselli con zucchine, cicoria lessata con olio di vinaccioli e succo di limone.

Cena: merluzzo al forno e insalata mista con olio di vinaccioli e limone.

3° Giorno

Un bicchiere di acqua tiepida con mezzo succo di limone mezz'ora prima di colazione.

Colazione: caffè di cicoria, ananas, crackers con farina di cannellini e sciroppo d'acero.

Pranzo: coniglio cotto in padella e bietole lessate con olio di vinacciolo e limone e una focaccina di piselli.

Cena: tonno ai ferri col limone, insalata con cetrioli e finocchi con olio di vinacciolo e limone.

GRUPPO SANGUIGNO AB

Spuntini metà mattina, metà pomeriggio: yogurt di soia (se ben tollerata) con semi di lino, tisane di Epilobio Parviflorum, camomilla romana (quando volete e soprattutto la sera prima di andare a dormire), betulle e tarassaco.

1° Giorno

Un bicchiere di acqua tiepida con mezzo succo di limone mezz'ora prima di colazione.

Colazione: the verde,frittelle di mele al

forno.

Pranzo: una piccola porzione di lenticchie rosse con un pò di curcuma, coniglio in umido e bietole cotte al vapore con olio di vinacciolo e limone.

Cena: fesa di tacchino con funghi e limone, insalata con cipolle, radicchio e carote con olio di vinacciolo e limone.

2° Giorno

Un bicchiere di acqua tiepida con mezzo succo di limone mezz'ora prima di colazione.

Colazione: caffè di cicoria, 4 mandorle e focaccine di piselli.

Pranzo: pesce spada ai ferri con il limone e cavoletti di bruxelles al vapore (o bolliti) con olio di vinacciolo e limone.

Cena: zucchine ripiene di pesce e mandorle

3° Giorno

Un bicchiere di acqua tiepida con mezzo

succo di limone mezz'ora prima di colazione.

Colazione: latte di soia, muffin alle mandorle e uvetta

Pranzo: pasta di piselli con rucola e tonno e insalata mista

Cena: agnello con finocchi scarola e carote, una focaccina di piselli.

CAP 6 ALCUNE RICETTE DEI MENÙ

ALLA MUFFIN ALLE MANDORLE E UVETTA

Ingredienti: 150 gr di mandorle,100 gr di farina di quinoa, 70 gr di uvetta sultanina, 5 datteri, 1 mela verde di circa 150 gr, 1 uovo biologico, 1 cucchiaino di lievito per dolci vanigliato, 2 cucchiai di olio di vinacciolo, scorza grattugiata di un limone e un cucchiaino di zenzero fresco grattugiato.

Mettere in ammollo l'uvetta con un pò d'acqua e dopo 10 minuti strizzarla. Frullare insieme mela, mandorle e datteri, versare in una ciotola e unire gli altri ingredienti, amalgamare fino ad ottenere un composto morbido. Riempire gli stampi dei muffin e cuocere in forno a 170° per 30 minuti.

ZUCCHINE RIPIENE DI PESCE E MANDORLE

Ingredienti:4 zucchine tonde grandi, 200 gr di tonno in scatola al naturale, 2 filetti di merluzzo, 2 cucchiai di pangrattato di riso, 2 cucchiai di mandorle tritate, 3 cucchiai di olio extra vergine di oliva e sale.

Cuocere il merluzzo e sbollentare le zucchine e tagliarle in due metà privandole della polpa interna che frullerete insieme al merluzzo. Mettere tutto in una terrina e unire il tonno, il sale, il pangrattato e le mandorle tritate. Riempire con il composto le zucchine e allinearle dentro una pirofila, ricoperta da carta da forno, rivolte verso l'alto, e infornare a 180° per 20 minuti. Servire calde con un filo d'olio crudo.

FRITTELLE DI MELE AL FORNO

Ingredienti: 1 mela verde grande,1 uovo biologico, 3 cucchiai di farina di castagne, un bicchiere d'acqua circa, scorza grattugiata di un limone biologico, un cucchiaio di uvetta ammollata in acqua e strizzata, un pizzico di sale.

In una ciotola sbattere l'uovo con la farina di castagne e un pò d'acqua. Unire la mela precedentemente sbucciata e affettata sottilmente, l'uvetta, la scorza di limone e il sale.Versare il composto in stampi rotondi e cuocere in forno per 30 minuti a 180°.

SPEZZATINO DI AGNELLO E CARCIOFI

Ingredienti: 700 gr di spezzatino di agnello,450 gr di cuori di carciofo,
1/2 cipolla bianca, 800 ml di brodo di verdure c.a., 1 spicchio d'aglio, 2 cucchiaini di prezzemolo tritato,1 limone biologico, 4 foglie di salvia, 1 foglia di alloro e sale.

In una casseruola mettere l'agnello con la cipolla tritata e giungere un pò di brodo di verdure facendo rosolare da tutte le parti. Aggiungere il resto del brodo, il sale, la salvia e l'alloro, cuocere per un ora e mezza a fuoco basso rigirando di tanto in tanto e se fosse necessario, aggiungendo ancora un pò di brodo. Unire i cuori di carciofo e un bicchiere di brodo. Cuocere ancora mezz'ora. Servire caldo con sopra il prezzemolo tritato e il succo di limone.

CRACKERS CON FARINA DI CANNELLINI E SCIROPPO D'ACERO

Ingredienti: 300 gr di farina di cannellini, 3 uova biologiche, mezzo bicchiere di olio di vinacciolo, 100 gr di mandorle tritate, 50 ml di sciroppo d'acero.

Sbattere le uova con l'olio, un cucchiaio di sciroppo d'acero, aggiungere la farina di cannellini e di mandorle e amalgamare il tutto. Se il composto risultasse troppo duro aggiungere un pò di latte di mandorle se invece, troppo morbido aggiungere un altro pò di farina di cannellini.

Lavorare l'impasto e formare una palla che avvolgerete in una pellicola e lascerete riposare in frigo per un paio d'ore almeno. Formare delle palline di 1,5 cm di diametro che posizionerete sulla piastra calda (per waffel) o in forno (in questo caso schiacciatele un pò prima) a 180° per circa 8 minuti. Irrorare con lo sciroppo d'acero.

CONCLUSIONE

Alla fine di questo interessante viaggio alla scoperta di un nuovo modo di intendere la nutrizione, vi sarete accorti che questa dieta apporta da subito quei benefici che ognuno di noi si aspetta quando nella propria vita introduce dei cambiamenti.

Alcune persone hanno perso peso in modo rapido senza avere alcun tipo di problemi e altre, grazie a questi risultati hanno iniziato anche un percorso di attività fisica scegliendolo proprio in base al proprio gruppo sanguigno, e che si adattava di più al gusto personale.

Ma il risultato che accomuna tutti è stato un graduale aumento del benessere psicofisico che permane nel tempo, un rinvigorimento del corpo e della mente che liberati da varie tossine introdotte da alimenti non adatti, possono esprimere tutto il loro potenziale.

Molte persone di varia età, hanno constatato una trasformazione sorprendente: si sentono eccitati, rinvigoriti, dormono meglio e sono più felici.

La stragrande quantità di alimenti permessi per il proprio gruppo del sangue, il menù settimanale, le ricette presenti in questi volumi, hanno permesso a tutti di giocare e sperimentare nuove combinazioni e scoprire nuovi sapori, senza annoiarsi mai.

Abbiamo constatato insieme che la svolta può davvero avvenire ed ormai sappiamo che una nuova educazione alimentare per noi e per i nostri figli, una scelta consapevole di ciò che è buono e benefico per il nostro organismo e di ciò che invece non lo è, apre le porte ad una nuova era di consapevolezza al benessere personale e sociale, ci permette di dedicare il nostro tempo e le nostre risorse a ciò che per noi è veramente importante e a svolgere le nostre mansioni quotidiane, il nostro lavoro, godendo del nostro tempo libero con il massimo dell'energia psicofisica di cui possiamo disporre.

Il mio obiettivo in questi libri è stato quello di guidarvi e consigliarvi man mano che prendevate familiarità con tutte le caratteristiche più importanti del vostro gruppo sanguigno, con manuali di facile comprensione e consultazione. Il cambiamento è possibile, semplicemente partendo dal consiglio del padre della medicina, Ippocrate: "Fa che il cibo sia la tua medicina e che la medicina sia il tuo cibo".

Gentile lettore,

se ha apprezzato questo libro, mi lasci cortesemente con una breve recensione su Amazon.

La ringrazio anticipatamente.

BIBLIOGRAFIA DI LETIZIA WEIGER

Potrà trovare **l'elenco aggiornato** delle pubblicazioni su Amazon, scrivendo Letizia Weiger sulla barra di ricerca di amazon.it

1. **Dimagrire velocemente con la dieta dei Gruppo Sanguigni 0, A, B, AB,** Il libro completo per la famiglia e le combinazioni alimentari con le ricette personalizzate (disponibile anche in versione cartacea)
Vol 1

2. **Dieta del gruppo sanguigno 0** gli alimenti e le ricette: vivere in Salute e restare in Forma
Vol 2

3. **Dieta del gruppo sanguigno A** gli alimenti e le ricette: vivere in Salute e restare in Forma
Vol 3

4. **Dieta del gruppo sanguigno B** gli alimenti e le ricette: vivere in Salute e restare in Forma
Vol 4

5. **Dieta del gruppo sanguigno AB** gli alimenti e le ricette: vivere in Salute e restare in Forma
Vol 5

6. **Cistite**: Cura e prevenzione con i rimedi
naturali e la dieta dei gruppi sanguigni
Vol 6

7. **Dimagrire Gruppo Sanguigno A**
Velocemente senza dieta o digiuno.L'alternativa
alla Chetogenica per eliminare la pancia.
Vol 7

8. **Dimagrire Gruppo Sanguigno B**
Velocemente senza dieta o digiuno.L'alternativa
alla Chetogenica per eliminare la pancia.
Vol 8